# DER RHEUMATISMUS

# DER RHEUMATISMUS

SAMMLUNG VON
EINZELDARSTELLUNGEN AUS DEM GESAMTGEBIET
DER RHEUMAERKRANKUNGEN

HERAUSGEGEBEN VON

PROFESSOR DR. RUDOLF SCHOEN
Direktor der Medizinischen Universitäts-Klinik und -Poliklinik
Göttingen

BAND 32

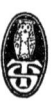

DR. DIETRICH STEINKOPFF VERLAG
DARMSTADT 1959

# KLINIK DER KOLLAGENKRANKHEITEN

(KOLLAGENOSEN)

VON

PROF. DR. MED. W. TISCHENDORF

apl. Professor an der Universität Göttingen
Leitender Arzt der Medizinischen Abteilung des Nordstadt-Krankenhauses
Hannover

UNTER MITARBEIT VON

DR. KURT MÜLLER

Assistenzarzt am Nordstadt-Krankenhaus Hannover

MIT 25 (DARUNTER 5 FARBIGEN) ABBILDUNGEN

DR. DIETRICH STEINKOPFF VERLAG
DARMSTADT 1959

ISBN-13: 978-3-7985-0154-6      e-ISBN-13: 978-3-642-45792-0
DOI: 10.1007/978-3-642-45792-0

Alle Rechte vorbehalten

Kein Teil dieses Buches darf in irgendeiner Form (durch Fotokopie, Mikrofilm oder irgendein anderes Verfahren) ohne schriftliche Genehmigung des Verlages reproduziert werden.

Copyright 1959 by Dr. Dietrich Steinkopff Verlag, Darmstadt

# Zweck und Ziel der Sammlung

Nachdem bereits eine stattliche Reihe der 1938 begonnenen Sammlung von Einzeldarstellungen aus dem Gesamtgebiet der Rheumaerkrankungen erschienen ist, bedarf es eigentlich keiner einführenden Begründung dieses Unternehmens mehr. Der Zweck liegt klar: Eine zwanglose Folge von in sich geschlossenen Monographien verschiedenartiger Teilgebiete durch hervorragende Sachkenner soll eine Grundlage gesicherter Vorstellungen geben. Wenn die Blickrichtungen verschieden sind und Überschneidungen vorkommen, gewinnt das Bild an Tiefenwirkung. Solange trotz aller klärenden Fortschritte der Rheumatismus eine Vielheit von ätiologischen, pathogenetischen und therapeutischen Gegebenheiten mit oft nur lockeren Zusammenhängen darstellt, wird die Synthese und Abgrenzung durch eine solche planmäßige und vielfach verflochtene Zusammenstellung gesicherten Wissens und ernsthafter Problemstellung am besten in Angriff genommen. Damit wird auch das wichtige praktische Ziel verbunden, das Interesse an der am meisten verbreiteten und kostspieligsten Volkskrankheit zu wecken und zu fördern und ihre Bekämpfung wirksam zu unterstützen. Die Therapie nimmt deshalb einen großen Raum ein und berücksichtigt die natürliche Heilweise in gebührendem Maße.

Möge die Sammlung, deren Umfang auf wesentliche Rheumaprobleme beschränkt bleiben soll, dem Arzt als wissenschaftliches und therapeutisches Rüstzeug im Kampfe gegen den Rheumatismus gute Dienste leisten und mithelfen, die Gesunderhaltung unseres Volkes zu fördern.

*Göttingen,* Dezember 1939

R. SCHOEN

# Vorwort

Die Krankheiten, die man heute als Kollagenkrankheiten bezeichnet, sind im einzelnen schon lange Zeit bekannt; aber noch zu keiner Zeit sind sie unter so strengen, verbindenden Gesichtspunkten der „Kollagenosen" betrachtet und verstanden worden, obwohl schon des öfteren das merkwürdige, gleichzeitige und aufeinander folgende Auftreten „rheumatoider" Syndrome bei ein und demselben Kranken festgestellt worden ist. Es ist verständlich, wenn sich immer wieder der Gedanke aufgedrängt hat, „Kollagenose" sei ein diagnostischer Sammelbegriff für vielfältige, oft sehr unterschiedliche Krankheiten, für deren Verständnis man endlich eine Ordnung gefunden zu haben glaubt. Es scheint mir an der Zeit, einen Überblick über die Kollagenkrankheiten und über den Krankheitsbegriff als Arbeitshypothese zu geben, der die kritische Stellungnahme – ob zu Recht oder zu Unrecht – des Klinikers zeigen soll. Nicht zuletzt soll das Büchlein seinen Zweck insofern erfüllen, als ein breiterer Kreis von Beobachtern, als es bisher der Fall war, auf die Kollagenkrankheiten aufmerksam gemacht wird. Nur so kann die zielgerichtete Forschung, in der sich Internisten, Rheumatologen, Dermatologen, Serologen, Hämatologen und klinische Chemiker vereinigen müssen, die Früchte tragen, die um der Aufklärung willen zu erhoffen sind.

*Hannover,* im Februar 1959

W. TISCHENDORF

# Inhaltsverzeichnis

Zweck und Ziel der Sammlung . . . . . . . . . . V

Vorwort . . . . . . . . . . . . . . . . . VI

1. Allgemeine Begriffsbestimmung und Nosologie . . . . 1
2. Strukturelle Funktion und Chemie des Bindegewebes bei den Kollagenkrankheiten . . . . . . . . . . . . 2
3. Pathologie des Bindegewebes . . . . . . . . . . . 7
4. Die Eiweißfraktionen des Blutplasmas im Rahmen der Kollagenkrankheiten . . . . . . . . . . . . . . . 9
5. Praxis der Lehre von den Kollagenkrankheiten . . . . 14
6. Progressive Sklerodermie . . . . . . . . . . . . 20
7. Dermatomyositis . . . . . . . . . . . . . . . 25
8. Viszeraler Lupus erythematosus (KAPOSI-LIBMAN-SACKS-Syndrom) . . . . . . . . . . . . . . . . . . 28
9. Periarteriitis nodosa (Polyarteriitis, Panarteriitis und Temporalarteriitis) . . . . . . . . . . . . . . . 35
10. Primär-chronische Polyarthritis . . . . . . . . . . 39
11. Arthrosis mutilans und Akroosteolyse als selbständiges Krankheitsbild und im Verlaufe der Sklerodermie . . . . 45
12. Das Syndrom der Osteoarthropathie hypertrophiante (BAMBERGER-PIERRE-MARIEsche Krankheit) mit Periostose und Gelenkerkrankung, Trommelschlegelfinger- und Uhrglasnagelbildung . . . . . . . . . . . . . . . . . . 47
13. Akrodermatitis atrophicans chronica (HERXHEIMER) . . . 48
14. Elephantiasis und Myxoedema tuberosum als „lymphoretikuläre Kollagenose" . . . . . . . . . . . . . . 52
15. Differentialdiagnose der Kollagenkrankheiten . . . . . 54
16. Therapie der Kollagenkrankheiten . . . . . . . . . 56

Anhang: Abb. 1–25 . . . . . . . . . . . . . . 59

Literatur . . . . . . . . . . . . . . . . . . 71

## 1. Allgemeine Begriffsbestimmung und Nosologie

Die *klinischen und hormonphysiologischen Forschungen* der letzten Jahre, namentlich die Studien SELYES, haben eine wesentliche Bereicherung der Kenntnis von den Krankheitsbildern des „Rheumatismus" bewirkt. Auch wurde die Auffassung vom Wesen des „rheumatischen" Schadens und der nosologischen Stellung zahlreicher rheumaartiger Krankheiten durch den noch nicht absehbaren Impuls maßgebend verändert, den die Rheumaforschung durch die Entdeckung der antirheumatischen Wirkung von Cortison, Hydrocortison und Corticotropin (ACTH) erfahren hat, so umstritten deren therapeutische Anwendung noch ist. Der von H. SELYE geschaffene Begriff des Adaptationssyndroms als Reaktion auf eine verschieden geartete Beanspruchung *(stress and strain)* ergab folgerichtig die Zusammenfassung von Schäden als Adaptations-Krankheiten, welche bei mangelnder Adaptationsfähigkeit in der sog. Erschöpfungsphase entstehen. Den Rheumatismus selbst erklärt SELYE als Unfähigkeit, sich anzupassen, also als Anpassungsschaden. Infolge dauernder Reize und Belastungen tritt nach einem Resistenzstadium die Erschöpfung ein. Ähnlich wie der Allergiebegriff KLINGES eine einheitliche Ordnung des akuten und chronischen Rheumatismus ermöglicht, ist die SELYEsche Auffassung der Anpassungsschäden ein ordnendes Prinzip.

Es haben sich mehr und mehr zwei grundsätzlich unterschiedene Krankheitsgruppen des Rheumatismus abgrenzen lassen. Man unterscheidet den echten infektiösen Gelenkrheumatismus mit seinen Begleit- und Folgekrankheiten von den primär-chronischen Rheumatismusformen, wobei besonders die serologischen Fortschritte der letzten Jahre eine eindeutige Trennung ermöglicht haben. So hat sich zwangsläufig der *Krankheitsbegriff der „rheumaähnlichen" Schäden* immer mehr verschoben und auf andere oft gar nicht mehr an „Rheumatismus" erinnernde Krankheitsbilder ausgedehnt. Ihr Gemeinsames ist die Schädigung des Bindegewebes. So ist eine begriffliche Einheit pathogenetisch in manchem ähnlicher, aber keineswegs übereinstimmender Krankheiten entstanden. Von KLEMPERER, POLLACK und BAEHR ist der *Begriff der Kollagenkrankheiten* für Krankheiten dieser letzten Gruppe geschaffen worden. Das bedeutet letzten Endes nicht mehr, als daß alle diese Krankheiten durch besondere verbindende und übereinstimmende Krankheitsmerkmale am Bindegewebe gekennzeichnet sind. Man versteht unter Kollagenkrankheiten die Krankheitsbilder des rheumatischen Formenkreises, die nicht infektiös-rheumatischer Ätiologie sind. Unter Kollagenosen faßt man alle die Funktionsstörungen zusammen, bei denen es zu schleimiger Degeneration, zu fibrinoider Verquellung und Nekrose im Bindegewebe im Sinne der hyperergischen Reaktion KLINGES kommt. KLINGE betonte schon, daß fibrinoide Verquellung niemals Ausdruck eines spezifischen Krankheitsvorganges sein kann, vielmehr nur das augenfällige morphologische Substrat allergischer Krankheiten darstellt. Nur diese rheumatoiden, nicht aber gleichzeitig die sehr ähnlichen durch die Infektion streng unterschiedenen Krankheitsvorgänge der akuten rheumatischen Infektion (akute Polyarthritis) sollen hier behandelt werden.

Wie die Krankheitsformen der akuten rheumatischen Krankheit durch die Infektion mit hämolytischen Streptokokken in Verbindung mit einem spezifischen oder unspezifischen Virusbefall gekennzeichnet sind, so ist *das führende Krankheitsmerkmal der rheumatoiden Krankheiten bzw. der Kollagenosen die charakteristische Dysproteinämie*, die zur gleichwertigen Begriffsbestimmung der *dysproteinämischen Osteo-Arthro-Myopathien* (vgl. TISCHENDORF) führte. Dazu gehören:

1. Primär-chronische rheumatoide Arthropathie (Polyarthritis) einschließlich von FELTY-, STILL- und SJÖGREN-Syndrom sowie der die Psoriasis begleitenden Gelenkschäden.
2. Arthrosis mutilans und Akroosteolyse.
3. Osteoarthropathie hypertrophiante (BAMBERGER-PIERRE-MARIEsche Krankheit).
4. Lupus erythematosus mit abakterieller Endokarditis vom Typ LIBMAN-SACKS.
5. Periarteriitis nodosa und Panarteriitis.
6. Sklerodermie.
7. Dermatomyositis.
8. Myxoedema tuberosum.
9. Akrodermatitis atrophicans.

## 2. Strukturelle Funktion und Chemie des Bindegewebes bei den Kollagenkrankheiten

Die *hauptsächlichsten Stützsubstanzen des Körpers*, Bindegewebe, Knorpel und Knochen, gehen direkt oder indirekt aus dem embryonalen Mesenchym hervor. Wie das Mesenchym aus sternförmigen, mehr oder weniger innig miteinander zusammenhängenden Zellen

## Strukturelle Funktion und Chemie des Bindegewebes

und einer gallertigen Grundsubstanz besteht, so sind auch alle seine Abkömmlinge durch den Besitz reichlicher Interzellurlarsubstanzen ausgezeichnet. Diese zerfallen in den amorphen Anteil, die Grundsubstanz, und in Fasern wie die kollagenen, retikulären und elastischen Fibrillen. Auf diesem interzellulären Anteil beruhen die Eigenschaften, die dem Stützgewebe ihren Namen geben, nämlich Druck- und Zugfestigkeit sowie Elastizität.

In der Zusammenstellung von ASBOE-HANSEN über „Connective Tissue in Health and Disease" (1954) hebt ROBB-SMITH über Feinstruktur und Chemie des Bindegewebes hervor, daß das Bindegewebe aus einem Netzwerk von Kollagen, Reticulin und elastischen Fasern in einer nichtfibrillären Grundsubstanz mit stark variierendem Gehalt an Kohlehydraten besteht. In diesem Gewebe verstreut liegen eine Menge Zellen, Fibroblasten und Mastzellen (Heparin-Mukoitinschwefelsäure).

*Bindegewebe* enthält Fibroblasten, Grundsubstanz und Fasern und bildet eine trennende Basalmembran da, wo es mit anderen Geweben direkt zusammentrifft. Die Basalmembran ist aus kollagenen und retikulären Fasern zusammengesetzt, welche in einer gallertigen Masse liegen. Sie enthält wenig Kollagen, dafür reichlich Retikulin (ROBB-SMITH).

*Unter den Fasern unterscheidet man zwischen kollagenen, elastischen und retikulären Fibrillen.* Sie werden von den Fibroblasten gebildet, wobei die Entwicklung der kollagenen Fasern extrazellulär erfolgt. Die Retikulumfasern lassen sich mit Silber imprägnieren, während kollagene Fasern mit Silber nicht zur Darstellung gebracht werden können. Kollagene Fasern verlieren sich in der amorphen Grundsubstanz. Die Feinstruktur der Fasern ist durch das Elektronenmikroskop weitgehend aufgeklärt. Die Einheit aller kollagenen und retikulären Fasern ist eine charakteristische kollagene Mikrofibrille. Diese haben Durchmesser zwischen 300 und 2000 Ångström und sind durch regelmäßige Folge von dunkleren und helleren Querbändern ausgezeichnet. Ihre Periode längs der Fibrillenachse beträgt etwa 640 Å Länge. Durch dieses Maß unterscheiden sich die Fibrillen der Kollagengruppe von anderen Proteinfibrillen (Fibrin z. B.). Diese Mikrofibrillen in Fasern kommen als solitäre Elemente in der Grundsubstanz des Bindegewebes regelmäßig vor. Sie bilden ein dichtes Gitter. Auf Grund polarisationsmikroskopischer und spektrographischer Untersuchungen steht fest, daß die Mikrofibrillen aus kristallgitterähnlich angeordneten Polypeptidketten bestehen. Die Fibrillen bestehen aus Mukoproteinen und Kollagen. Das sogenannte Prokollagen stellt neben den Mukopolysacchariden Hyaluronsäure und Chondroitinschwefelsäure den wesentlichen Bestandteil der kolloidalen Grundsubstanz dar, welche somit nicht eigentlich „amorph" ist. Die Mukopolysaccharide sind an der Bildung der kollagenen Fasern beteiligt und liefern offensichtlich die Kittsubstanz, die zwischen den Mikrofibrillen vorhanden ist. Ein Teil der Grundsubstanz wird in Form von Kittsubstanz in die Fasern eingebaut.

Die *Grundsubstanz* enthält neben *hochpolymerisierten Polysacchariden* vor allem *Chondroitinschwefelsäure* und *Hyaluronsäure*. Sie ist wohl das Sekretionsprodukt der Fibroblasten (EHRICH). Die Mukopolysaccharide wie Hyaluronsäure und Chondroitinschwefelsäure geben dem Bindegewebe durch ihre hohe Viskosität eine gewisse Festigkeit. Die Grundsubstanz stellt ein plastisches Material dar, welches sich in einem Gelzustand befindet und so den funktionellen Anforderungen am ehesten gerecht wird. *Der plastische Zustand der Grundsubstanz ist direkt abhängig vom Gehalt an Hyaluronsäure.* Sie enthält normalerweise beim Gesunden nie freie Flüssigkeit wie z. B. beim Ödem. Dem Reichtum der Grundsubstanz an diesen Säuren entsprechend, sind sie vornehmlich in der Synovialflüssigkeit, in den serösen Häuten, im Glaskörper des Auges und in der Sulze der Nabelschnur vorhanden. Die Chondroitinschwefelsäure besonders ist fast ausschließlich in der Cornea und dem Knorpelgewebe zu finden. Chondroitinschwefelsäure ist auch sehr reichlich in Sehnen und im Gewebe der Herzklappen sowie in der Haut, die reich an kollagenen Fasern ist, vorzufinden. Es ist für das Stützgewebe sogar charakteristisch, daß besonders saure Mukopolysaccharide von der Art der Chondroitinschwefelsäure vorkommen. Das Hautkollagen enthält 0,6 % Polysaccharide, was für die Betrachtung der Hautkollagenkrankheiten wesentlich erscheint. Wahrscheinlich wirken diese Komplexe stabilisierend auf die mesenchymale Grundsubstanz.

*Biochemische Veränderungen der Grundsubstanz des Bindegewebes und der Gelenkflüssigkeit entstehen durch Zunahme des Fermentes Hyaluronidase.* Es spaltet enzymatisch die als Stützsubstanz wirkende Hyaluronsäure. Dadurch wird die Viskosität der Gewebsflüssigkeit herabgesetzt, die Permeabilität der Kapillaren erhöht und das Bindegewebe aufgelockert. Auch im Blutserum läßt sich die Vermehrung der Hyaluronidase nachweisen (SCHUERCH, VIOLLIER und SÜLLMANN). Die Bedeutung des Hyaluronsäureabbaues darf aber nicht überbewertet werden und ist keineswegs für die rheumatische Infektion charakteristisch. Die hochpolymere makromolekulare Hyaluronsäure hat ein geringes Wasserbindungsvermögen. Ihr onkotischer Druck ist sehr niedrig. Mit der Depolymerisierung infolge Abbaues durch Hyaluronidase entstehen zahlreiche kleine Moleküle. Somit muß der onkotische Druck, aber auch der Wassergehalt des Gewebes steigen. Der Elastizitätsmodul der Gewebe, in die Hyaluronsäure eingeschaltet ist, muß so steigen, wie der Elastizitätsmodul eines Gummiballons, der prall aufgeblasen wird. Hyaluronidase bewirkt ein „Weichwerden" des Gewebes. Die Folgen solcher mechanischen Änderungen des Bindegewebes sind eindeutig. Von diesen physiologischen Grundvorgängen lassen sich zahlreiche Verbindungen zu den Erkrankungen des Bindegewebes ziehen, wie sie aus der Klinik der Kollagenosen zu erkennen sind. Strukturänderungen, Verschiebungen zwischen strukturierter und amorpher Masse, Ablagerung von Salzen, Kalk und Cholesterin infolge gestörter Kolloidstabilität führen zu Verhärtung, Sprödigkeit und Brüchigkeit.

Hyaluronsäure und Chondroitinschwefelsäure werden — wie erwähnt — durch Enzyme abgebaut, welche als Hyaluronidasen bezeichnet werden. Diese Enzyme sind in vielen Bakterien vorhanden, wobei bemerkenswert ist, daß lediglich die Streptokokken Hyaluronsäure (in der Kapsel) und Hyaluronidase gleichzeitig besitzen. Eine besondere Form der Hyaluronidase ist die Kollagenase des Clostridium welchii, welche Mukopolysaccharide in Grundsubstanz, Basalmembran und Fasern anzugreifen und aufzulösen vermag. Antihyaluronidasen sind Heparin und andere Hyaluronidase-Inhibitoren, die vornehmlich an die Gammaglobulinfraktion des Serums gekoppelt sind. Sie sind eigentlich Antikörper. Cortison und somit auch ACTH wirken ebenfalls als Antihyaluronidasen.

Mit radioaktiven Isotopen ist in letzter Zeit die *Umsatzgeschwindigkeit der Chondroitinschwefelsäure und der Hyaluronsäure* bestimmt worden (BOSTRÖM und JORPES). Die Halbwertzeit der Sulfatgruppe der Chondroitinschwefelsäure ist im Knorpel der Ratte 16 Tage und im Unterhautgewebe 8 bis 9 Tage. Radioaktives Sulfat wird innerhalb von 5 Tagen in das Heparin der Mastzellen junger Ratten eingebaut. Da die Elemente des eigentlichen Stützgewebes, die kollagenen und elastischen Fibrillen, einen sehr langsamen Umsatz zeigen (NEUBERGER u. a.), ist es verständlich, daß Chondroitinschwefelsäure und Hyaluronsäure ein eigenes Leben im Bindegewebe führen und nicht nur als tote Kittsubstanzen zu betrachten sind.

Wie alle anderen Gewebe hat auch das *Bindegewebe eine definierte Funktion:* Zu verbinden, zu festigen, zu stützen und zu umhüllen, Druck und Zug am Gewebe aufzufangen und elastisch zu sein. Grundlage seiner Leistung sind bestimmte physikalisch-chemische Eigenschaften. Mit Recht vergleicht man das Bindegewebe mit dem Kautschuk. Das Bindegewebe ist nicht einheitlich, sondern aus Substanzen verschiedener chemischer Natur zusammengesetzt. Kollagene und elastische Fasern sind Peptidketten, also aus Aminosäuren zusammengesetzt. Die Hyaluronsäure ist ein Disaccharid, aus N-azetyl-glukosamin und Glukuronsäure zusammengesetzt (SÜDHOFF). Chondroitinschwefelsäure enthält gleiche Konzentrationen von N-azetyl-glukosamin bzw. N-azetyl-galaktosamin, Glukuronsäure und Schwefelsäure. Wahrscheinlich sind beide Säuren, sicher aber die Chondroitinschwefelsäure an Eiweiß gebunden. Es sind chemische Stoffe mit der Neigung zur Bildung von Polymerisaten. Diese ordnen sich meist in langgestreckten Gebilden, formen also Fasern mit Haupt- und Nebenvalenzen, so daß das Gesamtmolekül gefaltet oder geknotet erscheint. Röntgenoptische Studien haben gezeigt, daß die Stoffe auch in Kristallform vorliegen, Keratin zum Beispiel in einer trigonalen Schraube (HARTMANN). Hyaluronsäure und Chondroitinschwefelsäure liegen in riesigen Fadenmolekülen, die sich in wäßrigen Lösungen in ihrer Beweglichkeit nach Form und Länge gegenseitig behindern, was nach HARTMANN offensichtlich die Ursache ihrer hohen Viskosität ist. Soweit die Molekulargewichte bekannt sind, sind sie sehr hoch (über 40 000). Im Bindegewebe besteht ein thermodynamischer Gleichgewichtszustand, der bei Temperaturabweichungen Formänderungen auslöst. Auf diese Weise können dann Faserstrukturen entstehen. Die elastischen Fasern haben eine zopfartige Struktur. Auch eine kollagene Faser ist zum Beispiel beim pH von 5,5 zopfförmig wie eine elastische Faser. Ein großer Teil des kollagenen und elastischen Materials liegt daneben amorph vor. Es ist funktionell gleichgültig, ob diese Stoffe im Gewebe strukturiert oder amorph vorliegen. Diese Eigenschaften stellt das Bindegewebe hinsichtlich seiner mechanischen Stabilität über einheitliche Stoffe wie Kautschuk und Nylonfasern. Im Mittelpunkt der Eigenschaften steht die Elastizität, worunter man die Verkürzung eines Körpers unter Druck und die Verlängerung unter Zug versteht, insofern diese Verformungen reversibel sind.

Wenn man über Mukopolysaccharide und Glykoproteide des Bindegewebes schreiben will, muß man sich darüber im klaren sein, daß die angegebenen Klassifikationen der hierhergehörenden chemischen Verbindungen sehr wenig zur Klärung des Gebietes beitragen. K. MEYER *schrieb schon 1951, daß jeder Verfasser seine eigene Nomenklatur hat und spezielle Klassifikationen verwendet.* Eine moderne zusammenfassende Darstellung gibt BLIX im Lehrbuch der physiologischen Chemie von FLASCHENTRÄGER und LEHNHARTZ (Die Stoffe, Seite 751 ff., Berlin-Göttingen-Heidelberg 1951). Über die strukturellen Grundlagen der Chemie und des Stoffwechsels der Stützsubstanzen berichtete zuletzt WASSERMANN im Zusammenhang. Ausschließlich über die Chemie der Mukopolysaccharide und Glykoproteide des Bindegewebes veröffentlichen nach neuestem Stand der Erkenntnis JORPES und YAMASHINA.

## 3. Pathologie des Bindegewebes

*Schäden des Bindegewebes* zeigen sich entweder in degenerativen oder in proliferativen Vorgängen, die systematisiert in bestimmten Regionen des Organismus zustandekommen. Im Mittelpunkt der Kollagenkrankheiten stehen degenerative Schäden, die sich primär in mukoider und fibrinoider Degeneration, später in Nekrose, manchmal auch in Amyloidose und Paramyloidose zeigen. Jedoch führt die Bindegewebsdegeneration ebenso wie seine Proliferation zu sklerosierenden Reaktionen.

Die mukoide Degeneration ist durch die Überhäufung des Bindegewebes mit Mukopolysacchariden, vornehmlich mit Hyaluronsäure gekennzeichnet. Gleichzeitig damit kann es zur Fibroblasten-Proliferation kommen. Die mukoide Degeneration und die Anhäufung von Mukopolysacchariden wird andererseits sogar als Folge der Fibroblasten-Proliferation angesehen. Im eigentlichen Sinne ist ihre Ursache völlig unklar, wenn man von der akuten rheumatischen Polyarthritis (Streptokokken-Virus-Infektion) absieht.

*Fibrinoide Degeneration und Nekrose* sind charakterisiert durch Ablagerung einer homogenen, eosinophilen, hochgradig lichtbrechenden Substanz im Bindegewebe, welche gewisse färberische Eigentümlichkeiten, namentlich die Färbbarkeit durch Schiffs Reagenz aufweist. Die Ablagerung ist die Folge der Koagulation der Grundsubstanz und der Präzipitation von Fibrin und anderen Bluteiweißkörpern, wobei es gleichzeitig wie bei der mukoiden Degeneration zur Ablagerung von Mukopolysacchariden kommt. Darauf weist auch die Färbbarkeit mit Schiffs Reagenz hin. Das fibrinoide Material ist somit Derivat des Bindegewebes wie des zirkulierenden Blutes.

*Amyloidosis und Paramyloidosis* sind morphologisch gekennzeichnet durch Ablagerung eines Materials in Grundsubstanz oder Basalmembran, welches sich wie Knorpel und Muzin färben läßt. Amyloid enthält hauptsächlich Proteine von hohem Mukopolysaccharidgehalt. Jedoch sollen nach Meyer diese im Amyloid und Paramyloid enthaltenen Mukopolysaccharide nicht durch Hyaluronidase abgebaut werden können. Die Ursachen von Amyloidose und Paramyloidose sind ebenfalls ungeklärt. Paramyloidose soll die Folge der Produktion pathologischer Eiweißkörper durch Plasmazellen (des Knochenmarkes) sein, worauf die meist damit gekoppelte Hypergammaglobulinämie hinweist. Das Krankheitsbild des Plasmozytoms (in allen seinen Variationen) ist ein Beispiel dafür. Ähnliches gilt auch für die primäre Amyloidose, bei der die Plasmazellen fehlerhaft Eiweiß „bilden" sollen, was im gewissen Gegensatz zum „sekundären" Amyloid bei chronischer Tuberkulose-

Infektion, bei chronischer Osteomyelitis und anderen chronisch-destruktiven Infektionskrankheiten steht, bei denen nicht selten die Plasmazellreaktion der blutbildenden Parenchyme fehlt oder ausbleibt. Amyloid und Paramyloid sind wie das „Fibrinoid" Verbindungen von Eiweiß und Mukopolysacchariden. Während bei fibrinoider Degeneration und Nekrose das Protein aus dem Fibrin des Plasmas oder aus dem Kollagen des Bindegewebes entsteht, erscheint bei der Amyloidose ein normales oder ein anomales Globulin, welches entweder von gesunden oder von kranken Plasmazellen, welche immer stark proliferiert sind, gebildet wird.

*Unter der Degeneration des Bindegewebes kommt es zur Proliferation der Bindegewebszellen,* letztlich zur Bildung eines *Granulationsgewebes,* zu Sklerose und Vernarbung.

Im *ersten Stadium der Proliferation* vermehren sich hauptsächlich die Fibroblasten und ihre Vorstufen; gleichzeitig kommt es zur Untermischung mit Lymphozyten und Plasmazellen neben anderen Elementen (z. B. Makrophagen). Die Proliferation der Bindegewebszellen erfolgt anfänglich um kleine Blutgefäße, wobei sich endotheliale wie peritheliale Reaktionen ubiquitär zeigen. „Primitive" Mesenchymzellen, endotheliale und peritheliale Zellelemente, Histio- und Monozyten reagieren durch Proliferation. Auch Plasmazellen sind regelmäßig vermehrt zu finden. Schließlich kommt es unter Bildung von Narbengewebe zur Sklerose, die das *letzte Stadium der Fibroblasten-Proliferation* ist.

Diese Sklerose schließlich ist charakterisiert durch die *Gegenwart zahlreicher kollagener Fasern* bei Abnahme oder völligem Fehlen von Fibroblasten und anderen Zellen. Sie ist typisch für alle Kollagenosen von langem Verlauf, vornehmlich für die Sklerodermie, wobei weniger lokalisierte Schäden als allgemeine „Stoffwechselstörungen" für ihr Zustandekommen verantwortlich sind.

*Diese morphologischen Manifestationen sind mehr oder weniger allen Kollagenkrankheiten gemeinsam.* Das Erscheinungsbild dieser Schäden variiert mit dem klinischen Verlauf der einzelnen Krankheiten. Sämtliche beginnen mit vermehrter Bildung von bindegewebiger Grundsubstanz (mukoide Degeneration), was auf eine gestörte Entwicklung der Fibroblasten schließen läßt. Meist kommt es dann mit fibrinoider Degeneration und Bindegewebsnekrose zu Verbindungen zwischen Mukopolysacchariden, Fibrinogen und anderen Eiweißkörpern. Nicht immer folgt die Fibroblasten-Proliferation, die reaktive Wucherung der Plasmazellen und anderer mesenchymaler Zellelemente. *Das Vollbild der späten Krankheitsentwicklung ist dann die Sklerose mit oder ohne Hyalinose.* Je nach dem einzelnen Krankheitsbild variieren die morphologischen

Erscheinungen und ihre vorzügliche Lokalisation. Das Herz ist vor allem geschädigt beim akuten rheumatischen Fieber (ASCHOFF-KLINGEsche Knötchen) und bei der subakuten abakteriellen Endokarditis im Gefolge von Lupus erythematosus acutus. Bei der Periarteriitis nodosa, beim Lupus erythematosus acutus und bei der generalisierten Sklerodermie sind maßgeblich die Gefäße befallen, als Intima-Sklerose aber auch bei Periarteriitis nodosa. Die Haut ist vornehmliches Krankheitsgebiet bei Sklerodermie und Dermatomyositis. Manchmal kommt es auch zu interstitieller „Nephritis" bei allen diesen Krankheitsformen, wie auch der Befall der Gelenke nicht nur der primär-chronischen (und akuten) Polyarthritis, sondern allen Krankheitsformen dieser Gruppe wechselnd eigentümlich ist.

Gleichwertig und eng mit bindegewebiger Degeneration, endothelialer und periarterieller Proliferation sowie allgemeiner reaktiver Plasmazellwucherung, auch im blutbildenden Parenchym und oft gerade bevorzugt daselbst, gekoppelt sind *chemische und serologische Reaktionen*, die im Zusammenhang besprochen werden, weil sie *gewisse diagnostische Eigenschaften* besitzen.

## 4. Die Eiweißfraktionen des Blutplasmas im Rahmen der Kollagenkrankheiten

Die Aufgaben und Bedeutung der 4 Haupteiweißfraktionen des Serums sind unterschiedlich, aber sehr wesentlich. Dem kleinstmolekularen Eiweißkörper *Albumin* kommt die Funktion der Aufrechterhaltung des kolloidosmotischen Druckes zu. Bei jeder Dysproteinämie sinkt der Gehalt des Serums an Albumin ab, woraus sich zwangsläufig eine Senkung des kolloidosmotischen Druckes ergibt. Die Bedeutung der *Alpha-Globuline* ist noch nicht ganz geklärt. Bei akuten Infektionen und Nephrosen sind sie im Blutserum vermehrt. Die *Beta-Globuline* sind die Träger der Blutlipoide. Sie sind bei chronischen Infektionen, aber auch bei Nephrosen vermehrt, die bekanntlich häufig Lipoidämie aufweisen (SCHULZE). Die *Gamma-Globuline* sind vornehmlich Träger der Antikörper. Sie sind deshalb bei allen akuten und den meisten chronischen Infektionskrankheiten vermehrt. Es ist jedoch irreführend, aus Gamma-Globulin-Vermehrung auf eine Vermehrung der Antikörper und auf das Vorliegen eines Infektes zu schließen, da mit Vermehrung der Gamma-Globuline einhergehende Krankheitsbilder auch bei A-Gamma-Globulinämie resultieren können. So sind die Gamma-Globuline auch bei anderen Krankheitsursachen wie z. B. den Kollagenkrankheiten im Blutserum erhöht.

Nach der derzeit wohl allgemein gültigen Auffassung sollen die rheumatoide Arthritis und die übrigen Kollagenkrankheiten auf einer *anaphylaktischen Überempfindlichkeit mit Plasmazellvermehrung, Antikörperbildung und erhöhter Serum-Gamma-Globulinkonzentration* beruhen. Demgegenüber ist aber nun die *A-Gamma-Globulinämie* gerade durch das Fehlen nachweisbarer immunologischer Reaktionen ausgezeichnet, was auch die auffällige Anfälligkeit dieser Kranken gegenüber Infektionen (in eigener klinischer Beobachtung vornehmlich gegen solche aus dem Magen- und Darmkanal) erklärt. Deshalb ist das Zusammentreffen von A-Gamma-Globulinämie und rheumatoider Arthritis (Good, Rotstein, Mazzitello) besonders bemerkenswert, da es somit gegen die bisher vertretene Ansicht zu sprechen scheint. Nun stellt aber einerseits die für die rheumatoide Arthritis typische Hyper-Gamma-Globulinämie wohl nur ein „Spätsymptom" dieser Krankheit dar, während andererseits Kranke mit A-Gamma-Globulinämie offenbar doch in der Lage sind, eine bakterielle Allergie zu entwickeln, allerdings ohne die Möglichkeit, Gamma-Globuline und zirkulierende Antikörper zu bilden. Unter den in der Literatur erwähnten konnte außerdem nur in Einzelbeobachtungen ohne statistische Signifikanz das Zusammentreffen von A-Gamma-Globulinämie und rheumatoider Arthritis festgestellt werden. Ob sich hieraus tatsächlich neue Gesichtspunkte zur Frage der Ätiologie und Pathogenese der Kollagenkrankheiten ergeben, ist zweifelhaft. *Es zeigt aber den schwankenden Boden, auf dem die Arbeitshypothese der Kollagenkrankheiten steht.*

Die Dysproteinämie bei akuter rheumatischer Endokarditis hat den Charakter der akuten Entzündung mit Vermehrung der Alpha- und Gamma-Globuline. Die Endokarditis lenta dagegen zeigt den Typ der subakuten Entzündung. Die Alpha-Globuline sind weniger, die Gamma-Globuline weit stärker erhöht. Den gleichen Unterschied wie akute und subakute Endokarditisformen weisen die Dysproteinämien der akuten und chronischen Formen des Rheumatismus auf. Der akute Gelenkrheumatismus ist durch Alpha- und Gamma-Globulin-Vermehrung, die chronische Verlaufsform bis zu den Kollagenosen durch zunehmende Gamma-Globulin-Vermehrung mit Abnahme des Alphagipfels gekennzeichnet. Trotzdem lassen sich nicht alle Beobachtungen einheitlich überschauen. Schon das Serum des Kranken mit Morbus Bechterew zeigt auch eine gleichzeitige Erhöhung der Beta-Globuline. Mit zunehmender Chronizität der „Entzündung" gehen die Alpha-Globuline zurück und nehmen die Gamma-Globuline zu. Auch die Dysproteinämie des primär-chronischen Rheumatismus hat den Charakter einer solchen Erkrankung vom Typ der subakuten Entzündung. Seltener nehmen

Alpha- und Beta-Globuline auf Kosten der Albumine und Gamma-Globuline gleichzeitig zu.

HARTMANN stellt sich die *Stellung der Dysproteinämie im rheumatischen Geschehen* so vor, daß die Serumeiweißveränderung der akuten Rheumatismusformen den übrigen primären Symptomen der serösen Entzündung der verschiedenen Organe, den Gelenkergüssen und der essentiellen Nephritis koordiniert ist. Die erste Antwort auf den Infekt „Streptokokken und Virus" ist die Bildung von Antikörpern und Durchlässigkeitssteigerung der Membranen. Durch beide Vorgänge wird der Charakter der Dysproteinämie bestimmt. Denn das Absinken der Albumine ist z. T. durch den Albuminverlust in die Gewebe im Rahmen der serösen Entzündung bedingt. Im Gegensatz zum chronischen Rheumatismus ist die Permeabilitätsstörung bei der akuten Polyarthritis nicht Folge der Dysproteinämie, sondern dieser koordiniert. Hier soll das Desoxycorticosterin (Aktivierung des Gewebswachstums) in irgendeiner Form die Hauptrolle spielen. Bei den rheumatoiden Syndromen im Sinne der chronischen Krankheit von Anfang an steht die Dysproteinämie im Mittelpunkt des Geschehens. Die Albumine nehmen besonders stark ab. Daraus resultiert langdauernde Hyponkie, die für die Folgen des chronischen Rheumatismus mit verantwortlich ist. Es kommt zur Schädigung der Membranen, zu Durchlässigkeitssteigerung für Eiweiß und in einem Circulus vitiosus der Abwanderung der Eiweißkörper in die Gewebe zur fortschreitenden Dysproteinämie. So soll die chronische Gelenkkrankheit und die Nephrose im Verlaufe der Syndrome chronisch-rheumatoider Schäden entstehen. Natürlich kann diese Arbeitshypothese nicht die Symptomatologie all der Krankheiten aus der Gruppe der Kollagenosen erklären. Sie bleibt Theorie und wird daher an den Rand der klinischen Betrachtungen gerückt.

Für die rheumatische Infektion sprechen *immunbiologische Reaktionen* auf bestimmte hämolytische Streptokokken der A-Gruppe nach LANCEFIELD, welche sich fast regelmäßig in gewissen Stadien des akuten und chronischen Gelenkrheumatismus nachweisen lassen, aber bei den Kollagenosen nicht regelmäßig vorhanden sind.

1. Streptolysine in der labilen Form O mit echten Antikörpereigenschaften und in der stabilen Form S mit ihren Antilysinen, ferner das Fibrolysin bzw. Streptokinase und dessen Antikörper Antifibrolysin. Diese Antikörper werden durch die Infektion mit A-Streptokokken erzeugt.

2. Die in den Kapseln von Streptokokken vorhandene Hyaluronsäure regt die Bildung von Hyaluronidase an. Gleichzeitig kommt es zur Bildung von Antihyaluronidasen.

3. Antikörper gegen somatische Bestandteile der Streptokokken wie Agglutinine, Anti-M-Präzipitine, akutes Phasenprotein und andere entwickeln sich bei akuter Polyarthritis allmählich.

Im Gegensatz zur akuten und chronischen rheumatischen Infektion finden sich bei der primär-chronischen Polyarthritis und bei Kollagenosen diese Antikörper nicht regelmäßig. Dagegen finden sich bei vielen dieser Krankheitsbilder *Autoagglutinine*, deren Nachweis von ROSE angegeben, von SVARTZ verbessert wurde. Ihr Nachweis geschieht durch den *Anti-Hammel-Erythrozyten-Kaninchen-Serum-Test.* Er ist nicht spezifisch und kommt auch bei anderen chronischen Krankheiten mit Dysproteinämie vor.

Pathologische Agglutinine sind bei verschiedenen Krankheiten, vor allem aber bei erworbenen hämolytischen Anämien pathogenetisch bedeutsam (TISCHENDORF, FRANK, PUNIN, vgl. SCHOEN und TISCHENDORF). Antigen-Antikörper-Reaktionen werden im COOMBS-Test zur Differentialdiagnose erworbener und kongenitaler hämolytischer Anämien praktisch angewandt. So werden die Erythrozyten von Kranken mit erworbenen hämolytischen Anämien auf dem Boden abartiger serologischer Reaktionen durch ein Anti-Menschen-(Globulin-)Serum-Kaninchenserum unter bestimmten Voraussetzungen in vitro agglutiniert. Die HANGANATZIU-DEICHERsche Reaktion zur Diagnose der infektiösen Mononukleose beruht auf dem Vorhandensein von Heteroagglutininen, die eine Agglutination von Hammelblutkörperchen herbeiführen. Auch die gelegentlich „positive" Wassermann-Reaktion gehört hierher.

Bei primär-chronischer Polyarthritis kommt es zu einer hochgradigen Verschiebung in der Zusammensetzung der Serumeiweißkörper und meist zu Gamma-Globulin-Vermehrung. Gamma-Globulin-Vermehrung im Blutserum besteht auch bei erworbenen hämolytischen Anämien und bei der infektiösen Mononukleose, bei denen es zur Bildung spezifischer Antikörper kommt. Die einheitlich nachgewiesene Gamma-Globulin-Vermehrung bedeutet dabei keine biologische Übereinstimmung der mit diesen Eiweißkörpern vergesellschafteten Antikörper. Wahrscheinlich stellen die Gammaglobuline nur die Träger dieser Antikörper im Blutstrom dar.

Mit dem Blutserum von Kranken, die an primär-chronischer Polyarthritis leiden und Hypergammaglobulinämie aufweisen (FRITZE und VON ZEZSCHWITZ) gelingt es nicht, den einen oder anderen o. g. Agglutinationstest zustande zu bringen. ROSE, RAGAN, PEARCE und LIPMAN kamen auf Grund zufälliger Untersuchungen über einen Komplementfixationstest zum Nachweis bestimmter Rickettsiosen zu der Erkenntnis, daß das Serum von Kranken mit primär-chronischer Polyarthritis zwar nicht native, aber sensibilisierte Hammelblutkörperchen agglutiniert. Diese gegen sensibilisierte Hammelerythrozyten gerichteten Agglutinine lassen sich nach SVARTZ und SCHLOSSMANN nicht durch gesunde rote Blutkörperchen des Schafes absorbieren.

In gemeinsamen Untersuchungen von TISCHENDORF, FRANK und PUNIN wurden diese Untersuchungen zur Agglutination sensibilisierter Hammelblutkörperchen durch Blutserum bei chronischer Polyarthritis nachgeprüft. Es zeigte sich, daß lediglich das Serum von Kranken mit primär-chronischer Polyarthritis die sensibilisierten Hammelblutkörperchen für einen Titer von 1:32 und mehr zu agglutinieren vermag. Daß Blutseren von Kranken mit Dermatomyositis und Lupus erythematosus die gleichen Ergebnisse erbringen, ging aus Einzelbeobachtungen hervor, die deswegen allerdings keine Beweiskraft besitzen, aber im Rahmen der Zusammenfassung mit der primär-chronischen Polyarthritis als Kollagenkrankheit verständlich werden können. Dem Agglutinationstest sensibilisierter Hammelblutkörperchen bei primär-chronischer Polyarthritis kommt also insofern theoretische Bedeutung zu, als er erlaubt, diese Krankheitsgruppe nach ihrem serologischen Verhalten ebenso wie nach ihren Auswirkungen auf den Eiweißstoffwechsel (Gamma-Globulin-Vermehrung) zu einer Einheit zusammenzufassen und von der akuten rheumatischen Polyarthritis zu trennen.

DE FOREST, MUCCI und BOISVERT untersuchten ebenfalls an zahlreichen (177) Kranken mit primär-chronischer Polyarthritis die Brauchbarkeit der von ihnen modifizierten Hämagglutinationsreaktion mit sensibilisierten Hammelerythrozyten für die Diagnose der Krankheit, was eigentlich differentialdiagnostisch nicht erforderlich ist. Bei diesem Test wird die Agglutination vorwiegend aus der Anordnung der Erythrozyten nach der Sedimentation beurteilt. Das Serum von Kranken mit rheumatoider Arthritis ergab in 94 % positive Reaktionen. Bei rheumatoider Spondylitis war der Test allerdings nur in 25 % positiv und bei juveniler Arthritis in 37 %. Mit dem Blute von Kranken mit rheumatoidem Syndrom im Verlauf oder in Kombination mit Psoriasis war das Phänomen nur in 16 % positiv. Von 244 Kontrollfällen zeigten 4,5 % eine positive Reaktion, vornehmlich solche mit „ungeklärter Diagnose".

*Nach eigener Erfahrung reicht die Beurteilung des Phänomens der Erythrozyten-Agglomeration, erkenntlich an der grisselnden Sedimentierung im Senkungsröhrchen* (WESTERGREN), *für die Beurteilung der gleichen Fragestellung aus, weil sie wohl immer Kollagenosen, erworbenen hämolytischen Syndromen und anderen ähnlichen ungeklärten Krankheiten parallel läuft. Der Nachweis des Grissel-Phänomens kann von jeder geschulten und aufmerksam beobachtenden Krankenschwester erbracht und gemeldet werden, was dann* natürlich von den entsprechenden Konsequenzen für die klinische Urteilsbildung gefolgt sein muß.

Parallel den Abweichungen in der Zusammensetzung der Serumeiweißkörper und in Verbindung mit dem L.-erythematosus-Phänomen werden, wie es für erworbene hämolytische Anämien schon immer seit Aufdeckung der Pathogenese bekannt ist, *falsche Wassermanntests* beobachtet (SHULMAN, MOORE und SCOTT). Auch der *L.-E.-Faktor* scheint eine *Komponente der Gammaglobuline* zu sein und läßt sich elektrophoretisch wie der Schafs-Erythrozyten-Agglutinationsfaktor in der Gammaglobulinfraktion finden (FALLET, LOSPALLUTO, ZIFF). Bemerkenswert ist, daß ein positives L.-E.-Zellphänomen bei Kranken mit primär-chronischer Polyarthritis nachgewiesen wird (SIGLER, MONTO, ENSIGN, REBUCK und LOVETT).

So hat für das Verständnis der Kollagenosen die Immunpathologie mehr und mehr an Bedeutung gewonnen, worauf schon die Studien hindeuteten, die die Dysproteinämie mit ihrer morphologischen Parallele der retikulären Reaktion des Knochenmarkes mit Plasmazellvermehrung als gemeinsames Moment aller primärchronischen Osteo-Arthro-Myopathien (Kollagenosen) in den Mittelpunkt stellten (vgl. TISCHENDORF). Die mit der Bildung von Autoantikörpern verbundenen Krankheiten, vornehmlich auf hämatologischem Gebiet, werden heute oft als *Autoaggressionskrankheiten* bezeichnet. Diese Autoaggression, die sich zum Beispiel auch in der Ausbildung der Lupus-erythematosus-Zellen äußert, ist somit ein fehlgesteuertes immunologisches Abwehrprinzip. Die Leukopenie, die die meisten Kollagenosen begleitet, ist Ausdruck der Leukozytolyse.

## 5. Praxis der Lehre von den Kollagenkrankheiten

Die Grenzen des Begriffs der Kollagenosen sind insoweit gezogen, als diese Krankheiten auf die Grundsubstanz beschränkt sind, die degeneriert. Das Entscheidende ist, daß die Grundsubstanz primär degeneriert und daß die Schädigung diffus besteht. Das erste und wichtigste Kennzeichen der Bindegewebsschädigung ist die Gamma-Globulin-Vermehrung. Die darin enthaltenen Antikörper entstammen zum Teil den Plasmazellen, welche bei den Kollagenkrankheiten namentlich im Knochenmark vermehrt sind. Pathologische Eiweißkörper (Amyloid, Paramyloid) können mit der Dauer der Krankheit entstehen (EHRICH). Bindegewebskrankheiten, denen die Gammaglobulinämie mangelt, können somit nicht zur Gruppe der Adaptationskrankheiten gezählt werden. Allerdings ist diese einseitige Ordnung der Kollagenkrankheiten sehr schematisch. Ihr Vorteil ist, daß sie eine gewisse Ordnung in das Chaos der chronischen Dermatoosteoarthromyopathien bringt. Die Kollagenkrankheiten beschränken sich nicht auf das kollagene Gewebe, sondern umfassen sämtliche Derivate des Mesenchyms: Bindegewebe, Retikulum, Knorpel, Knochen, Muskeln und Haut. Da das Mesenchym als primitives Abwehrorgan aufgefaßt wird, wird gefolgert, daß eine gleiche Aktivität in der Abwehr alle Teile des Mesenchyms in gleicher Weise einbezieht. Es folgt daraus, daß sämtliche mesenchymale Gewebe betroffen werden können, wenn der Abwehrmechanismus geändert wird. So wird die Tatsache der abnormen Antigenbeantwortung erklärt, die gleichzeitig an den Zellen des Retikulum und an dessen Produkt im Globulin in Erscheinung tritt. Die gleiche abnorme Antwort (Überempfindlichkeitsreaktion) bei diesen verwandten Gewebsarten führt zu besonderen zelligen Reaktionen, zu fibrinoider Degeneration und zu Zellwucherungen der Retikulumzellen. Die Abweichungen im klinischen Bild sind lediglich als Modifikationen einer besonderen Abwehrreaktion aufzufassen (AEGERTER und LONG).

*Klinische Erfahrungen* hatten bereits die *Wechselbeziehungen innerhalb der Sklerodermie, der Dermatomyositis, des Lupus erythematosus, der primär-chronischen Polyarthritis und der verschiedenen Formen subakuter Endokarditis* aufgedeckt. Das generalisierte Sklerodem beginnt unter den verschiedensten Erscheinungen (RUBIN, SELLEI). Entweder stehen die Symptome einer RAYNAUDschen Gefäßstörung, einer Akrosklerose oder einer Akroosteolyse im Vordergrund, oder es beginnt ein akutes fieberhaftes Krankheitsbild mit allgemeinen Muskelbeschwerden und histologischen Veränderungen wie bei Dermatomyositis. Nicht selten sind bei diesen Krankheitsbildern zystische Lungenfibrosen und chronische Lungenentzündungen. Vielleicht stellt das Bindeglied aller dieser Krankheitserscheinungen eine Krankheit dar, die in das Gebiet der Periarteriitis nodosa gehört. Die Krankheitssymptome am Herzbindegewebe, am Gastrointestinaltrakt, an Nieren und innersekretorischen Drüsen lassen sich im Sinne der *progressiven systematisierten Sklerose* (GOETZ) durch primäre Gefäßkrankheit erklären. Die Kollagendegeneration am Endokard, die fibrinoide Degeneration der Arteriolen in Leber, Milz und Lymphknoten sind Ausdruck der systematisierten Schädigung. Daß dabei Antigen-Antikörperreaktionen eine ausschlaggebende Rolle spielen, ist in Anbetracht der Dysproteinämie zu vermuten. Läsionen von Nervengewebe sind sehr eigentümlich und selten, zumal das Nervengewebe kein Kollagen enthält. Nervöse Komplikationen entstehen sekundär und sind meist die Folge vaskulärer Schäden oder einer Begleitmeningitis. Zentral-nervöse Schädigungen sind aber offensichtlich nicht so selten, da Abweichungen im elektroenzephalographischen Kurvenbild bei Dermatomyositis, disseminiertem Lupus erythematosus und akutem Rheumatismus beschrieben sind (KRUMP). *Sämtliche Kollagenkrankheiten können eine „rheumatische" Symptomatologie aufweisen und nicht so selten mit Krankheiten im Lungenparenchym gekoppelt sein* (ELLMAN und CUDKOWICKZ).

Die Kollagenkrankheiten sind in diesem Sinne durch charakteristische Krankheitsmerkmale gekennzeichnet. Sie weisen Überschneidungen und Krankheitsübergänge auf, sie demonstrieren, daß ein und derselbe Kranke nach und nach von der ganzen Gruppe der Kollagenkrankheiten befallen werden kann, sie lassen die übereinstimmende Dysproteinämie mit allen ihren Folgen erkennen. Aber alle diese Erkenntnisse sind symptomatische Hinweise, und keines der Symptome ist die jeweilige Krankheit selbst. Die Ursachen sind ebenso unbekannt wie die Erklärung der Symptomatologie. Daran haben die Forschungen und Fortschritte der Erkenntnis nichts geändert. Kollagenkrankheiten sind überaus interessante Syndrome, die man auf Grund symptomatischer, vornehmlich pathologisch-anatomischer Übereinstimmungen unter den gleichen Gesichtspunkten betrachten kann. Trotzdem muß sich jeder Kenner bewußt sein, daß über die eigentliche Pathogenese, sogar über ihre Zusammengehörigkeit keine beweisenden Beobachtungen vorliegen. Nur wenn einer interessierten Ärzteschaft die Erscheinungen dieser Krankheiten nähergebracht werden und damit ihre Erkennung erleichtert wird, kann eine weitere Aufklärung an einem größeren Krankengut erfolgen. Es ist zu bedenken, daß – abgesehen von der relativ häufigen primär-chronischen Polyarthritis – jede andere der Kollagenkrankheiten zur Rarität gehört, die nur in Einzelfällen einem Untersucher zur Beobachtung kommt. *Daher ist die Klinik der Krankheitsbilder alles und erstes und die verfeinerte diagnostische Symptomatologie erst zweites und nachgeordnetes.* Daher wird nur von der „Klinik der Kollagenkrankheiten" gesprochen.

SCHUERMANN wies in einem Vortrag ausdrücklich darauf hin, daß die dermatologischen Krankheitsbilder aus der Sammelgruppe der Kollagenosen erstmalig im Handbuch der Inneren Medizin einer internistischen Gesamtschau von SCHOEN und TISCHENDORF unterzogen wurden. Dies war bisher keineswegs internistisches Gedankengut, muß es aber unbedingt sein.

Schon KLEMPERER als der Fachkenner, der auf die verbindenden Veränderungen am kollagenen Gewebe aufmerksam machte, sträubte sich energisch gegen den Begriff Kollagenkrankheiten, weil selbst Übereinstimmung einiger anatomischer Merkmale noch keineswegs die pathogenetische Einheit der Krankheit voraussetzt. *Der Begriff „Kollagenose" ist letzten Endes nichts anderes als der Ausdruck des* ärztlichen Bestrebens, Krankheiten zu simplifizieren und zu erklären. Es liegt tatsächlich nahe, so zu denken und zu handeln. Aber *jeder kritische Kenner soll sich im klaren sein, daß der Kollagenosebegriff eines am besten gewährleistet, nämlich pathogenetisch unklare, schwer erkennbare und mystische Krankheiten unter einer diagnostischen Überschrift zu vereinen und ihnen den Stempel des „Bekanntseins und der ärztlichen diagnostischen Genugtuung" aufzudrücken.* In diesem Sinne ändern auch an der klinischen Erkenntnis, die über aller Theorie gerade bei den rheumatoiden Krankheiten stehen muß, die serologischen und Bindegewebsstudien nichts. Werden sie doch leider zu oft überwertet, mißdeutet und aus den Reaktionen des Versuchstierbindegewebes unter allen möglichen ungewöhnlichen Einflüssen gewonnen, ohne daß die klinische Erfahrung genügend berücksichtigt wird. Die Kollagenosen sind die Domäne der Klinik. Diese allein demonstriert die Unzulänglichkeit pathogenetischer Diskussionen und weist die „gewaltsamen Normierungen tierexperimenteller Studien" dahin, wo sie hingehören: Die Kollagenosen sind interessante Krankheitsbilder mit meist tödlichem Ausgang, deren Pathogenese sicher äußerst widersprüchlich ist, so daß eine echte Krankheitseinheit, abgesehen von der schönen Namensgebung nicht gegeben ist.

Eigentlich müßte der Titel des Buches „sogenannte Kollagenkrankheiten" lauten; da mit dem Beiwort „sogenannt" die Problematik gekennzeichnet würde, die sich sowohl aus der klinischen Erkennung, Abgrenzung und Einordnung als auch aus der Pathogenese ergibt. *Nichts ist so umstritten und nur im Tierexperiment erfahrungsmäßig erworben wie die Kenntnis der Funktion des Bindegewebes, über das von vielen Autoren, selbst unter Heranziehung elektronenoptischer Bilder, klinische Streitgespräche gehalten werden.* Berücksichtigt man zudem die Problematik der serologischen Krankheitseigentümlichkeiten, so werden die Widersprüche der pathogenetischen Betrachtungen offensichtlich. Selbst wenn man außer acht läßt, daß die serologischen Proben, wie es eigene umfangreiche Studien gezeigt haben, speziell in bezug auf die Erkennung des „Rheumatismus" praktisch kaum durchführbar und einwandfrei anstellbar sind, so sind sie andererseits so vieldeutig, daß sich z. B. *Kälteagglutinine* als Ausdruck der Dysproteinämie auch beim Lupus erythematosus acutus visceralis eindeutig nachweisen lassen. Es sind *unspezifische Abwehrreaktionen, die den Trägerorganismus krank machen.* Es sei darauf verwiesen, daß L.-E.-Zellen im Blut bei Kranken auftreten können, die ganglienblockierende Medikamente (zur Hochdruckbehandlung) oder Hydantoinderivate (Zentropil, Comital u. a. zur Behandlung der Epilepsie) über längere Zeit eingenommen haben und die Überempfindlichkeitsreaktionen bis zur schwersten toxischen Dermatitis mit

Leukopenie aufweisen können. Man könnte somit den Lupus erythematosus acutus auch als viszerale unspezifische Antigen-Antikörper-Reaktion auffassen. Schon der Nachweis von L.-E.-Zellen im Blute ist schwierig und setzt ein gutes Laboratorium mit erfahrener Assistentin voraus. Aber die L.-E.-Zelle wird erst gefunden, wenn der Kliniker die begründete Verdachtsdiagnose gestellt hat. So führt die Praxis der Kollagenkrankheiten allein auf die Klinik und die Erkennung der Krankheiten mit althergebrachten Mitteln, allerdings unter dem Eindruck der besseren klinischen Schulung zurück.

Aber wie schwierig ist die Einordnung und welche unermüdliche Schulung der Mitarbeiter ist die Voraussetzung der Erkennung der Kollagenkrankheiten in der Klinik. Dazu kommt deren Seltenheit. So ist am Nordstadt-Krankenhaus Hannover mit durchschnittlich jährlich 7000 klinischen Kranken der fast 500 Betten umfassenden Medizinischen Klinik nur jährlich mit höchstens 20 Kollagenkrankheiten (überwiegend primär-chronische Polyarthritis) zu rechnen. Die seltenen Krankheitssyndrome werden oft nicht bei der ersten Visite erkannt, wenn auch mit zunehmender Schulung des Blickes des Arztes die Diagnose häufiger wird. Konsiliarische Erfahrungen demonstrieren, daß nur dem Kenner solcher Krankheiten das Außergewöhnliche dieser rheumatoiden Krankheitsbilder bewußt wird.

Wie selten wird die typische Hautveränderung der Sklerodermie im Beginn der Krankheit erkannt, wenn vielleicht nur die Mammae besonders „straff" sind oder die Bauchhaut als „eigenartig fest" auffällt. Auch das Eingezogensein der Venenbahnen, die wie in einem Sulkus der sklerodermischen Haut liegen, wird meist nicht bemerkt oder überhaupt nicht bewertet. So braucht man sich nicht zu wundern, wenn selbst das Vollbild der Krankheit übersehen wird.

Wer denkt schon an den Lupus erythematosus, wenn er nicht besonders darauf ausgerichtet ist. Gar nicht selten ist eine „Agranulozytose", besser eine extreme Leukopenie ohne Neigung zu Nekrosen mit langanhaltendem Fieber, meist bei weiblichen Kranken der erste Ausdruck dieser Erkrankung. Wenn nicht ein erfahrener Hämatologe die Agranulozytose als atypisch erkennt und als Ausdruck einer noch unerkannten Grundkrankheit wertet, wird der Lupus erythematosus übersehen. Die Leukozyten sind infolge der Antigen-Antikörper-Reaktionen „geschwächt" und selbst bei normaler, oft allerdings bei erniedrigter Gesamtleukozytenzahl „funktionell" untüchtig. Die larvierte Agranulozytose kann lange Zeit und immer wieder der eigentlichen Agranulozytose-Reaktion mit Verminderung der Gesamtleukozytenzahl, selten unter 1000 Zellen im ccm, parallel laufen. Schon im Zustand der funktionellen Agranulozytose traten in einer Beobachtung diffuse linsengroße, reaktionslose, nekrotische Geschwüre an der Haut und der Schleimhaut des Mundes auf. Die *Blutarmut* der Kranken ist die *Folge von Knochenmarkschäden und Hämolyse*. Die beim Lupus erythematosus häufigen Anämien, Leukopenien und Thrombopenien haben z. T. immunologische Ursachen. Während autoantikörperbedingte Anämien seit langem bekannt sind, werden heute solche Ursachen auch für die Verminderung von Leuko- und Thrombozyten verantwortlich gemacht. KILLMANN wies häufig Leukozytenagglutinine bei „Kollagenkrankheiten" nach, am häufigsten beim Lupus erythematosus. Es handelt sich um unspezifische Leukozytenagglutinine, z. T. auch um Autoagglutinine. Aber eigentlich bestehen die Schwierigkeiten der Diagnose nur dann, wenn mangels Kenntnis und Erfahrung nicht an diese Möglichkeit gedacht wird. Man kann die Forderung aufstellen, daß, *wenn extreme Beschleunigung der Blutsenkung ohne erkennbaren Grund oder in Verbindung mit rheumatischem Syndrom besteht, Sternalpunktion und Untersuchung des Blutes auf L.-E.-Zellen durchgeführt werden sollten*. Manchmal wird dabei auch ohne Albuminurie noch ein Plasmozytom zufällig entdeckt. Während zur Erkennung der anderen Kollagenosen einschließlich der atypischen Endocarditiden und der Temporalarteriitis eigentlich nur das Wissen um diese Krankheiten und gutes Beobachten ausreicht, verläuft der akute bzw. – was viel häufiger ist – der subakute, in Schüben verlaufende Lupus erythematosus unter verwirrenden Tarnbildern. Selbst ein *Sudecksyndrom mit Arthritis* eines Ellenbeugegelenks trat im Verlauf eines Lupus erythematosus auf.

Ein uncharakteristischer „*rheumatischer oder tuberkulöser*" *Rippenfellerguß* kann die Kollagenose einleiten. Diffuse Lungeninfiltrate mit großen Einzelherden oder geballten Infiltrationen wie bei der Viruspneumonie kommen vor. Wenn aber bei solchem Befund junger Menschen dann auch noch extreme Blutsenkungsbeschleunigung und Anämie vom hypochromen Typ neben einer Leukopenie auftreten, dann liegt es nahe, die Frage der Kollagenose zu erörtern. Meist weisen schweres Krankheitsgefühl und ausgesprochene Hinfälligkeit auf den Ernst des Krankheitsbildes hin, in dessen Verlauf oft erst nach Monaten typische Hautveränderungen oder L.-E.-Zellen im Blut vorhanden sind. Die klinischen Erscheinungen können derart wechseln, daß der einmal geschöpfte Verdacht außer acht gelassen wird und schließlich doch an der wahren Diagnose nicht mehr zu zweifeln ist. Auch die Krankheitsverläufe sind ungemein wechselnd und bemerkenswert. *Extreme Abmagerung mit subfebrilen Stadien* wechselt mit Erholung und gesteigertem Wohlbefinden. Ein solches Beispiel haftet in Erinnerung. Abmagerung, schlechter Allgemeinzustand, Fieber und extreme Appetitlosigkeit bei fortbestehender Leukopenie wären falsch gedeutet, wenn nicht am Ende der Untersuchung die *schmetterlings-*

*förmige Rötung am Nasenrücken und an beiden Wangen zur "Erleuchtung" in der diagnostischen Problematik* geführt hätte. Die Krankengeschichte einer anderen Kranken ist insofern bemerkenswert, als die Schwangerschaft und Entbindung eines gesunden Kindes schlagartig Besserung bis zur „Heilung" brachte, die heute „noch anhält". Überhaupt sollten alle besonderen anamnestischen Hinweise zur allgemeinen Kenntnis gebracht werden. Eine unserer Kranken mit Lupus erythematosus acutus hatte als Hausangestellte 16 Jahre im Hause einer Frau mit chronischem Lupus erythematosus gearbeitet.

*Man sollte auch die Blutsenkungsreaktion im Westergrenröhrchen immer selbst beobachten* oder die zuverlässige Krankenschwester zumindest speziell auf das „Grisselphänomen" aufmerksam machen lassen. Unspezifisch, aber eben auch bei allen Kollagenosen mit ihren dysproteinämischen Reaktionen vorhanden ist das *„schneegestöberartige" Absinken kleinster Erythrozytenklumpen* (Agglomerate, keine Agglutinate!), *in der Sedimentierungsrichtung* zunehmend.

Einer der in letzter Zeit beobachteten Kranken mit *Dermatomyositis* kam unter absoluter Fehldeutung seines Krankheitsbildes in die Klinik. *Er wurde als Kranker mit Lungenmediastinaltumor und Einflußstauung geschickt.* Fieber, schwerster Grad von Hinfälligkeit, so daß der Kranke die Arme nicht mehr heben konnte, Ödem des Kopfes bis zu beiden Schlüsselbeinen waren führende Symptome. Wer wundert sich, wenn bei einem solchen Krankheitszustand die Haut über der Brust und am Hals sowie herdförmig an den Oberarmen etwas gerötet ist. Natürlich muß das Fehlen eines Mediastinaltumors auf dem Röntgenbild Fingerzeig sein. Der Kundige sieht die Dermatomyositis auf den ersten Blick und sollte auch den Mut haben, sich zu dieser Diagnose auf Anhieb zu bekennen.

## 6. Progressive Sklerodermie[1])

Die Sklerodermie tritt unter sehr unterschiedlichen klinischen Erscheinungen auf. Aber eigentlich nur die diffuse progressive Sklerodermie berechtigt nach ihrer Symptomatologie zur Einordnung als Kollagenkrankheit.

Die „lokalisierten" Formen der Krankheit mögen zwar nach dem histologischen Bild sklerodermeHautveränderungen aufweisen, aber klinisch entsprechen nicht ihre Merkmale einer Allgemeinkrankheit mit schwerer Störung im Eiweißstoffwechsel. Träger der nach dermatologischer Nomenklatur als lokalisierte Sklerodermie eingeordneten Krankheit sind zwar durch „Vernarbungen" erheblich entstellt,

---

[1]) Vgl. S. 45 Arthrosis mutilans und Akroosteolyse.

aber nicht eigentlich krank. An lokalisierter Sklerodermie stirbt man nicht, während die kollagenotische progressive Sklerodermie wohl immer zum Tode führt.

Bei der *lokalisierten Sklerodermie* finden sich auf umschriebenen Hautpartien Platten und Bänder verhärteter Haut. Am bekanntesten ist die säbelförmige Bandform der zirkumskripten Sklerodermie am behaarten Kopf und an der Stirn, die selten mit Hemiatrophia faciei und sogar mit Schleimhautbeteiligung am harten Gaumen vergesellschaftet ist. Die beigegebene Abbildung demonstriert in charakteristischer Weise den Befund des *„coup de sabre"* (wie man den säbelhiebartigen Narbenzug an der Stirnhaargrenze auch nennt) (Abb. 1)[2]).

Ähnliche narbige sklerodermische Herde können sich an verschiedenen Hautbezirken, an den Extremitäten mit Wachstumsstörung, an der Glans penis und an der Vulva finden. Eine besondere Form der lokalisierten Sklerodermie ist die *„white spot disease" (Weißfleckenkrankheit)*, bei der die typischen Primäreffloreszenzen umschriebene, weiße, in die Haut eingelassene Flecken sind. Diese finden sich isoliert am Hals öfters, wo dann mehrere Flecken zu größeren Herden zusammenfließen. Diese Flecken werden gern mit Narben des Lichen ruber planus verglichen oder verwechselt. Wie schon eingangs hervorgehoben, haben die genannten Formen der lokalisierten Sklerodermie eigentlich mehr theoretisches Interesse und stellen eine belanglose Verunstaltung, aber niemals eine Allgemeinkrankheit mit allen Konsequenzen dar.

Die *diffuse progressive Sklerodermie* beginnt häufig an den Extremitäten, seltener im Gesicht und am Stamm. Die ersten Symptome bestehen bei der Großzahl der Kranken in lokalen sensiblen und vasomotorischen Störungen, die mit Steifheit und Kältegefühl an den Extremitäten und livider Verfärbung beginnen. Diese Symptome erinnern an die lokalen Erscheinungen der RAYNAUDschen Krankheit, deren Ursachen ebenso vielfältig sind und meist mit *schweren allgemeinen Krankheitsvorgängen* (Dysproteinämie mit pathologischen Agglutinationsphänomenen der Erythrozyten und lokalen, durch die Agglutinate bei Kälteeinwirkung entstehenden, aber flüchtigen Gefäßverschlüsse [Kälteagglutinine]) einhergehen. Entwickelt sich die Sklerodermie, so erscheint die *Haut* ohne Linienzeichnung, ist auffallend glatt und gespannt. Zumeist treten in diesen sklerodermen Bezirken die Venen insofern hervor, als sie in eingezogenen Sulcus liegen wie in präformierten Schienen. Dieser Zustand besteht Monate und Jahre progredient, manchmal auch nur kürzere Zeit, bis dann dem Ödemstadium eine indurative Schwellung folgt. Schließ-

---

[2]) Diese und alle folgenden im Text erwähnten Abbildungen siehe Anhang Seite 65 ff.

lich schrumpft die Haut, wird atrophisch und verfestigt sich vollständig mit dem Unterhautgewebe. Diese skleroderme Haut ist jetzt wachsartig derb und weiß, sie kann nicht mehr von der Unterlage abgehoben werden. Schließlich resultiert innerhalb von Monaten und Jahren eine allgemeine Steifigkeit und Unbeweglichkeit. Das Sklerödem der Erwachsenen und Neugeborenen ist der Sklerodermie sehr ähnlich, wenn nicht sogar damit identisch, zumal diese „Krankheit" bei Neugeborenen sehr rasch zum Tode führt (Abb. 3, 4 und 5).

Das *Vollbild der Sklerodermie* ist durch typische Erscheinungen gekennzeichnet. Zunehmend klagen die bedauernswerten Kranken über Spannungs- und Verengungsgefühl am Hals, die Haut an Händen und Unterarmen wird derb und verhindert Beugen und Strecken der Glieder. Die Finger werden in eine Beugestellung eingezogen. Die dünne Haut glänzt wie zartes Pergament. Das Mienenspiel hört mehr und mehr auf. Die Nasolabialfalten sind straff gezogen und verleihen dem Gesicht einen dauernd lächelnden Ausdruck. Narben und Teleangiektasien im Bereich der erkrankten Hautabschnitte treten immer stärker hervor. Der Befall der Mundschleimhaut äußert sich in zunehmender Behinderung der Mundöffnung und der Erschwerung des Herausstreckens der Zunge. Schließlich treten Schluckbeschwerden und Verdauungsstörungen (Ösophagitis, Achylie des Magensaftes) und zunehmende Einpanzerung des mehr und mehr ans Bett gefesselten, dahinsiechenden Menschen auf (Abb. 2).

Die *extrakutanen Manifestationen der Krankheit* der diffusen Sklerodermie sind ihrer diffusen Ausbildung wegen äußerst vielfältig, wenn auch klinisch weniger ins Auge fallend. Sie sind oft mehr klinische Zufallsfeststellung als Erkenntnis gerichteter diagnostischer Maßnahmen. Natürlich werden ubiquitäre Symptome gefunden, wenn man systematisch untersucht. Die *Lungenmanifestation* stellt sich als *interstitielle Fibrose* dar, die eigentlich nur röntgenologisch festgestellt und mit narbiger Tuberkulose verwechselt werden kann. Auch Röntgenbilder wie bei chronischer Bronchitis oder chronischer Pneumonie mit bronchiektatischem Indurationsfeld sind bekannt. Der klinische Untersuchungsbefund ist meist völlig unergiebig. Die *Herzveränderung* ist Ausdruck einer *Myokardfibrose*. Auch kommt es zu Arteriitis und Intimanekrosen der kleinen Gefäße, so daß vielfältige Symptome resultieren. Der Ekg-Befund ist uncharakteristisch und das Röntgenbild unauffällig. Erst im Finalstadium macht sich eine diffuse Herzerweiterung im Rahmen der zunehmenden Ödemneigung bemerkbar. Auf die Symptome von seiten des *Verdauungstraktes* wurde schon hingewiesen. Die Öffnung des Mundes ist erschwert. Die Zunge ist induriert und kann nicht aus dem schwer zu öffnenden Mund herausgestreckt werden. Dementsprechend erschwert sich das Schlucken bis zum Verschlucken. Die Speiseröhre wird starr und zeigt bei Röntgenpassage kaum Dehnbarkeit mehr. Achylie des Magensaftes ist häufig. Sogar Versiegen des intrinsic factor infolge Sklerodermiebefall der Mageninnenwand mit perniziöser Anämie ist im Endstadium der Krankheit festgestellt worden. Die Röntgenbefunde des Magens sind demzufolge ungemein vielgestaltig. *Nierensymptome* leiten meist die Krankheitsendphase ein, wobei es zu interstitieller Nephritis und infolge begleitender arteriitischer Vorgänge zum Nierenversagen kommt.

Die *interstitielle Fibrose in Leber und Milz, Pankreas und Nebennieren* ist gewöhnlich pathologisch-anatomischer Befund. Das gilt auch für die dermatomyositis-ähnlichen Muskelveränderungen, zwischen denen fließende Übergänge bestehen.

Bemerkenswert sind *Veränderungen am Knochensystem*, die in erster Linie Hand- und Fußskelett betreffen. Parallel zur Beugekontraktur der sklerodermischen Extremitäten kommt es zur Osteonekrose der Finger- und Zehen-Endglieder, so daß ohne Läsionen der Hautoberfläche und ohne Wunden (im Gegensatz zu Syringomyelie-Veränderungen bzw. leprosen Merkmalen) der Schwund von Finger- und Zehenendgliedern erfolgt. Sie sind manchmal noch als Stümpfe auf dem Röntgenbild zu sehen, oft aber völlig verschwunden. Es ist Osteonekrose unbekannter Genese (Abb. 6).

So erklärt sich ein *vielfältiges Erscheinungsbild* der Sklerodermie, welches pathologisch-anatomisch an der Haut und am Hautuntergewebe in partiellem Schwund oder in Degeneration des Bindegewebes bekannt ist. Dabei kommt es zu intrafibrillärem Ödem. Es besteht eine Krankheit des Gefäßbindegewebes, ohne daß sich elektronenmikroskopisch eindeutige Veränderungen der Kollagenfasern zeigen. Die Kollagen-Fibrillen bei Sklerodermie sind von SCALA und RASSANDA studiert. Manchmal kommt es zu Kalkablagerungen im Korium, wie bei der THIBIERGE-WEISSENBACH-*Symptomatologie mit Kalzinose* (siehe R. SCHOEN und W. TISCHENDORF).

Während sich typische Blut- und Knochenmarkzellveränderungen im Beginn der Krankheit nicht erkennen lassen und sich erst mit jahrelangem Bestehen mehr und mehr *Leukopenie mit relativer Lymphozytose* einstellt, bestehen bei der diffusen Sklerodermie von Anfang an *Störungen im Eiweißstoffwechsel*. Beschleunigung der Blutsenkungsgeschwindigkeit findet sich bei diffuser Sklerodermie im Gegensatz zur lokalisierten (fälschlicherweise klinisch als Sklerodermie bezeichneten Krankheit) immer und meist sehr ausgesprochen. Sie geht der *Dysproteinämie mit Beta- und Gamma-Globulie* parallel. Auch *Vermehrung der Serumlipoide* ist beobachtet worden. Aber sonst sind die Abweichungen der Laborbefunde von der Norm völlig uncharakteristisch und möglicherweise auf Komplikationen (Pneumonie) zu beziehen.

Rheumatische Gelenk-Manifestationen der Sklerodermie werden zumeist verkannt. Die Haut-Läsionen und das Syndrom THIBIERGE-WEISSENBACH mit Kalzinose sind Gegenstand abwägender Betrachtung ebenso wie Nieren- und Lungen-Alterationen, Schäden am Verdauungskanal, vornehmlich am Ösophagus, und das Sklerodermie-Herz. Auch Kombinationen von Sklerodermie, Dermatomyositis, generalisierter Haut-Kalzinose mit Poikilodermie sind von WISKEMAN beschrieben (vgl. R. SCHOEN und W. TISCHENDORF). Seltsame Krankheitsverknüpfungen zwischen Sklerodermie und Acanthosis nigricans sowie Plasmozytom sind beobachtet (SNACK und STERENELLI, DUPERRAT und MONTFORT).

Ebenso eigentümliche Krankheitskombinationen sind für die Dermatomyositis beschrieben: Dermatomyositis und Myelosklerose, Dermatomyositis und PICK-HERXHEIMERSCHE Krankheit und Übergänge von Dermatomyositis in Lupus erythematosus und Sklerodermie (PAGEL und TREIP).

*Pathogenese und Ätiologie der progressiven Sklerodermie* sind ebensowenig geklärt wie die der sogenannten lokalen (coup de sabre) Form der Krankheit, wobei in diesem Zusammenhang noch einmal der eigene Standpunkt von der scharfen Abgrenzung von lokaler und progressiver Sklerodermie hervorgehoben werden soll. Wenn auch das histologische Substrat Anklänge und Übereinstimmung aufweisen soll, so ist doch der klinische Krankheitsunterschied so extrem, daß man sagen muß, der „coup de sabre" ist ein völlig belangloser Schönheitsfehler, allerdings ebenso unklarer Genese.

Die *innersekretorische Theorie* wird vornehmlich von SCHUERMANN abgelehnt, zumal „bei einem so generalisierten Grundprozeß auch eine oder gar mehrere Drüsen mit innerer Sekretion an der Systemkrankheit des Gefäßbindegewebsapparates koordiniert teilnehmen können". Dieser Auffassung muß voll und ganz beigepflichtet werden, um so leichter, wenn man von der Sklerodermie als einer *Kollagenkrankheit* spricht, wie in der Einleitung begründet worden ist (vergl. SCHOEN, R. und W. TISCHENDORF). Mit dieser Auffassung der Sklerodermie als Kollagenkrankheit ist die Theorie einer primären Gefäßkrankheit gut zu vereinbaren. Sind doch klinisch und anatomisch nachweisbare Gefäßveränderungen sehr häufig, allerdings nicht regelmäßig vorhanden.

Im Vordergrund der Gefäßveränderungen steht die *fibrinoide Degeneration der Gefäßintima*, woraus ein Bild wie bei der *Endarteriitis obliterans* entstehen kann. Dazu gehören auch die Symptome der LIBMAN-SACKSschen Endokarditis, die mit Sklerodermie bzw. mit der ganzen Gruppe der Kollagenkrankheiten wechselnd vorkommen kann. Auch Endangitis im Sinne der WINIWARTER-BUERGERschen Krankheit gehört zwangsläufig bei bevorzugtem Befall der Extremitäten zur Krankheit. Nur meint die Überordnung des Begriffes der

Kollagenkrankheit, daß die pathogenetischen entscheidenden Störungen noch mehr übergeordnet zu suchen sind, auch wenn sie keineswegs bekannt und nicht durch „stress and strain" oder das ACTH-Nebennierenrinden-Hormonsystem dem Verständnis näher gebracht sind.

Inwieweit schließlich die *Theorie der nervösen Entstehung* der Krankheit noch damit koordiniert werden kann, ist Auffassungssache. Jedenfalls sind die dermatologischen Symptome der Krankheit und ihrer Skelettveränderungen oft auffällig symmetrisch angeordnet, so daß auf Beteiligung des Zentralnervensystems geschlossen werden kann, um so mehr als Liquorveränderungen und EEG-Abweichungen als Symptom beobachtet sind. Man könnte sogar das Zwischenhirn-Hypophysensystem dafür verantwortlich machen und den Kreisschluß bei der Auffassung der Sklerodermie als Kollagenkrankheit finden. Zunächst weiß aber keiner der Beobachter der Krankheit etwas Beweisendes in ätiologischer Beziehung zu sagen.

Eine spezifische *Behandlung der Sklerodermie* ist naturgemäß bisher nicht bekannt. Die Therapie kann nur symptomatisch sein, auf die Anwendung von Cortison und ACTH, vor allem aber auf die Butazolidin-Medikation zurückgreifen. Im übrigen sind von Zeit zu Zeit antibiotische Mittel notwendig, wenn Abszesse und Schluckpneumonien entstehen. Die Substitution von Salzsäure-Präparaten und Vitamin B 12 ist in Anbetracht der Rarität von symptomatischer perniziöser Anämie praktisch bedeutungslos. Schließlich muß man wissen, mit seinen begrenzten, um nicht zu sagen zwecklosen Anwendungen bescheiden umzugehen, da die Sklerodermie über Jahre (bis 7 Jahre) verlaufen kann, ohne jemals zu heilen oder über den Anschein der therapeutischen Beeinflußbarkeit hinauszukommen.

## 7. Dermatomyositis

Die *Dermatomyositis* (SCHUERMANN) kann *unter den verschiedensten Krankheitssyndromen* auftreten und als ein fieberhaft-entzündliches oder auch septisches Krankheitsbild erscheinen oder auch ganz schleichend-unauffällig entstehen. Die Schwellung und Schmerzhaftigkeit zahlreicher Muskelgruppen am Rumpf und an den Extremitäten lassen *nur für den Kenner die Anhiebsdiagnose* zu. Manchmal wird *differential-diagnostisch*, um nicht zu sagen *irrtümlich* an eine *Geschwulstkrankheit* mit Einflußstauung gedacht oder im akuten Stadium *Trichinose* angenommen, zumal bei beiden Krankheiten Eosinophilie entstehen kann.

Die klinischen Erscheinungen bestehen in Schmerzhaftigkeit und plötzlichen *Schwellungen einzelner Muskelgruppen.* Auch *Blutungen* in die Muskeln können erfolgen. Über den befallenen Muskelgruppen entwickelt sich bald ein Ödem des Unterhautgewebes. Es kann im Bereich der Augenlider sehr ausgesprochen sein. Die Haut ist dabei flächenhaft oder herdförmig gerötet. Das *Exanthem* ist auch scharlachähnlich urtikariell. So wird verständlich, wenn an Tumor-Einflußstauung, Trichinose, Typhus und Urtikaria weniger differentialdiagnostisch, als im Rahmen der Fehldiagnose gedacht wird. Bald fällt den Kranken jeden Lebensalters das Anheben der Arme oder das Treppensteigen, manchmal auch das Sitzen bis zur Unmöglichkeit schwer. Selbst Nahrungsmittel können in Einzelbeobachtungen nicht mehr geschluckt werden, ganz abgesehen von dem Schleimhautreiz des Exanthems. Die Dermatomyositis weist manchmal recht charakteristische *Hautveränderungen* auf, die sich bevorzugt im Gesicht zeigen. Das lilafarbene oder weinrote Erythem der Augenlider (Poikilodermie) ist typisch; aber die Hautveränderungen, wie die Abbildung zeigt, können sehr weit ausgedehnt und vornehmlich im Hals-Brust-Bereich vorhanden sein. Teleangiektasien entwickeln sich auch. Typisch sind die sogenannten Alabasterflecke. Die Hautveränderungen treten meist im Bereich der erkrankten Muskeln auf. Die *Gesichtshaut schwillt* mehr und mehr im weiteren Krankheitsverlauf an, verdickt sich und *verfärbt sich bläulich-rot.* Die Haut über Fingerspitzen und Zehen wird atrophisch-blaßrosa (wie bei der Sklerodermie). Nicht allein durch die Hautveränderungen wird die *Bewegungsfähigkeit von Fingern und Zehen sehr erschwert;* auch die Muskelstörungen mit der völligen Reflexlosigkeit sind entscheidend für die Bewegungsbehinderung. Gelegentlich fällt an den Unterarmen eine spindelförmige Auftreibung der Muskulatur auf. Der Mund kann bei Befallensein der Kopfmuskulatur kaum mehr geöffnet werden, wie *das Schlucken zunehmend schwerfällt.* Manchmal findet sich auch ein Milztumor. Das Ödem der Unterhautgewebe täuscht elektrokardiographisch „Myokarditis" vor und bereitet der diesbezüglichen Fehldeutung den Boden, um so mehr als die *ödembedingte Verminderung der Urinausscheidung* „Stauung" erkennen läßt (Abb. 7).

Der *Verlauf der Krankheit* ist sehr unterschiedlich. Er kann in Schüben über Wochen und Monaten, selten über Jahre sich erstrecken. Nach Zeiten anscheinender Heilung kommt es zum plötzlichen „Rezidiv" der nie zur völligen Ruhe gekommenen Schädigung. Übergänge von primär-chronischer Polyarthritis, Dermatomyositis und Periarteriitis nodosa sind immer wieder beschrieben, worauf eingangs um der Erklärung des Kollagenosebegriffes willen hingewiesen wurde. (Siehe Seite 5.)

*Differentialdiagnostisch* ist daher Abgrenzung von Dermatomyositis und Sklerodermie ebenfalls nötig. Auch der Lupus erythematosus muß wegen der Kollagenosesymptomatologie in die kritische Betrachtung einbezogen werden. Differentialdiagnostisch ist in jedem Falle an einen bösartigen Tumor als Grundkrankheit zu denken. Vielleicht bestehen sogar zwischen Tumoren und Dermatomyositis Wechselbeziehungen. In der Literatur wird immer wieder darauf hingewiesen. Zwei eigene Beobachtungen der letzten Jahre ließen erkennen, daß zumindest mit der Dermatomyositis Magenkarzinom vergesellschaftet war. Auf die häufigen Wechselbeziehungen, die die Dermatomyositis als „Geschwulstsymptom" einordnen lassen, wird von SCHOEN und TISCHENDORF ausdrücklich hingewiesen.

Wie bei allen Kollagenosen finden sich die charakteristischen *Störungen der Zusammensetzung der Serumeiweißkörper* mit allen übereinstimmenden Ursachen und Folgen.

Die *Ätiologie der Dermatomyositis* ist letzten Endes *ungeklärt.* Die Zusammenordnung mit den dysproteinämischen Mesenchymkrankheiten und den Kollagenkrankheiten erleichtert zwar das Verständnis, bringt aber die Erklärung nicht näher. Bakterielle Infektionen aller Art wurden ursächlich angeschuldigt. GRUBER und SCHOEN berichten über eine Polymyositis bei einem Soldaten, bei dem ein chronischer Entzündungsprozeß nach einem Lungenstecksplitter im Anschluß an eine schwere körperliche Strapaze zur Dermatomyositis führte. Infektionskrankheiten aller Art sind in Verbindung mit Dermatomyositis beschrieben worden. Sogar Schäden des Zwischenhirn-Hypophysensystems wurden verantwortlich gemacht. Im Vergleich dazu und im Gegensatz zur Tumor-Ätiologie hat die *Auffassung als Kollagenose* sehr viel Bestechendes. M. SCHLÜTZ bereicherte die wechselvolle Kasuistik des Dermatomyositis-Syndroms mit einer eigenen Beobachtung (O. MOENICH). Die Dermatomyositis war nach (post hoc oder propter hoc) einer Entlausungspuderung mit DDT (Dichlordiphenyltrichlormethylmethan) aufgetreten.

*Histologisch* bietet die Dermatomyositis ein sehr eindrucksvolles Bild. Die Muskulatur atrophiert und zerfällt, so daß zwischen den Bindegewebselementen im Interstitium Reste von Muskelfasern eingestreut sind. Das Zwischengewebe enthält reichlich Ödemflüssigkeit. Die Bindegewebsfasern sind verquollen und verdichtet. Sie lassen einen Kern nicht mehr erkennen. Einzelne kernlose Muskelfäserchen liegen verstreut. Gelegentlich erinnern sie mit ihren großen Kernen an „Riesenzellen", die allerdings auch als Fremdkörperriesenzellen dazwischen verstreut sind. Lympho-Leukozyten sind in Massen vorhanden. Auch die Nerven im befallenen Bereich der Muskulatur sind ödematös aufgequollen. Darüber *zeigt die Haut* das Bild der Dermatitis. Die Ödemneigung kommt auch an den gesamten Schleimhäuten vor (Gingivitis bis Colitis). SCHUERMANN fand, daß sich die *ersten Veränderungen am Blutgefäßsystem* zeigen. Das papilläre Gefäßsystem ist stark mit Blut überfüllt. Es soll eine peristatische Hyperämie bestehen. Der Hyperämie parallel läuft die Flüssigkeitszunahme der umliegenden Gewebe. Danach erst stellt sich die Atrophie der epithelialen Gewebe ein. Das Ödem dringt weit zwischen und in die Kollagenfasern unter Ablagerung einer amorphen mukoiden Substanz ein und findet sich besonders in Gefäßnähe. Die Kapillar- und Gefäßwandveränderungen spielen bei der Entstehung der degenerativen Vorgänge der Dermatomyositis eine besondere Rolle, ohne daß eigentliche ätiologische Rückschlüsse möglich sind. Man ist heute geneigt, anzunehmen, daß die Veränderungen an Muskulatur und Haut über Zirkulationsstörungen zustandekommen, wobei vor allem Permeabilitätsänderungen wesentlich sind.

Eine äußerst seltene Erscheinungsform der Kollagenose aus der Gruppe der Dermatomyositis stellt die *oligosymptomatische okuläre Myositis* dar (MERTENS, ESSLEN und PAPST). Dabei handelt es sich um eine blande verlaufende Erkrankung der Augenmuskeln, die gelegentlich von Konjunktivitis begleitet ist. Exophthalmus fehlt stets. Jedoch kommen regionäre Lymphknotenschwellungen und meist Beschleunigung der Blutsenkung gleichzeitig vor. Das Krankheitsbild ist noch immer problematisch, es zeigt aber, wie wechselvoll und vielseitig mit dem Krankheitsbegriff der Kollagenosen gearbeitet werden muß.

## 8. Viszeraler Lupus erythematosus
### (KAPOSI-LIBMAN-SACKS-Syndrom)

Bereits 1872 hatte KAPOSI erkannt, daß der Lupus erythematosus nicht nur eine an der Haut lokalisierte Krankheit, sondern Symptom einer generalisierten, verschiedene Organe in Mitleidenschaft ziehenden Schädigung ist, die gar nicht selten zum Tode führt. Schon sehr früh wurden außerdem Wechselbeziehungen zwischen Lupus erythematosus, Sklerodermie, Dermatomyositis und Periarteriitis nodosa festgestellt. Aber erst 1935 brachten BAEHR, KLEMPERER und SCHIFRIN die *verschiedenen vaskulitischen generalisierten Alterationen* auf einen Nenner, indem sie feststellten, daß nicht selten Lupus erythematosus und Endokarditis vergesellschaftet sind. Es handelt sich dabei allerdings um eine atypische verrucöse Endokarditis, die erstmals von LIBMAN und SACKS richtig als

Ausdruck eines generalisierten Krankheitsprozesses gewertet wurde. Die Endokarditis wäre demnach nur eine besondere viszerale Lokalisationsform des Lupus erythematosus. Zweifellos kommen aber „beide" Krankheitsbilder auch getrennt vor. Schließlich brachten die Untersuchungen von KLEMPERER, POLLACK und BAEHR den pathologisch-anatomischen Beweis dafür, daß beiden Krankheitsbildern gleichartige morphologische Veränderungen zugrundeliegen, wie auch bluteiweißchemische und zytologische Merkmale an Blut- und Knochenmarkzellen hierfür sprachen. Über den disseminierten Lupus erythematosus sind zahlreiche neue Veröffentlichungen in den verschiedensten Ländern erfolgt, die sämtlich in der „Revue Critique De La Litérature L'Rhumatologie Européenne 1957" zusammengefaßt sind.

Zur Begriffsbestimmung ist noch ergänzend zu sagen, daß die Bezeichnung als Lupus „disseminatus" weniger Disseminierung der Hautveränderungen *als die viszerale Organmanifestation* besagen soll, wobei sich ein strenger Unterschied zwischen akuter und chronischer Form der Krankheit nicht ohne Einschränkung machen läßt. Nur der Lupus disseminatus acutus ist im eigentlichen Sinne disseminiert und viszeral ausgebreitet und führt in überwiegender Zahl der Beobachtungen nach mehr oder weniger langer Dauer der Krankheit zum Tode. Manche Autoren trennen sogar den chronischen Lupus erythematosus von der hier als Kollagenose beschriebenen akuten disseminierten Form grundsätzlich ab.

Der *maligne Lupus erythematosus* ist wie alle Kollagenosen durch charakteristische Merkmale der Dysproteinämie im allgemeinen und durch das Vorhandensein der sogenannten Lupuserythematosus-Zellen (L.E.-Zellen) im speziellen gekennzeichnet (HARGRAVES). Bei den L.E.-Zellen handelt es sich um polynukleäre Leukozyten, die im Plasma ein homogenes oxyphiles, FEULGEN-positives Material enthalten. Dieses liegt so im Plasmaleib der Zellen, daß der Kern exzentrisch an den Rand der Zelle verdrängt ist. Diese Zellen finden sich im Blut und auch im Knochenmarkpunktat. Im Plasma von Kranken ist ein Faktor vorhanden (HASERICK), der erlaubt, in vitro mit Plasma von Lupus-erythematosus-Kranken die typische L.E.-Zelle hervorzurufen. Die typische L.E.-Zelle darf jedoch nicht mit den Pseudo-L.E.-Zellen verwechselt werden, bei denen es sich um Leukozytenkern-Phagozytose handelt, und die vieldeutiges Symptom sind (Abb. 11, 12 und 13).

Die *Erkennung des Lupus erythematosus* acutus disseminatus sive malignus setzt eine gute Kenntnis der Kasuistik und umfangreiches klinisches Krankengut voraus. Aber auch die Kenntnis der vielfältigen Symptomatologie reicht nicht allein aus. Man muß an den Lupus erythematosus denken. Diese meist tödlich verlaufende

Krankheit geht oft unerkannt mit „septischen" Temperaturen einher, und Organschäden lenken die Diagnose auf andere Wege. Denn der Nachweis der Hautveränderungen gelingt nicht zu jeder Zeit, und das L.E.-Zellen-Phänomen im Blute ist wenig bekannt und wird oft übersehen. Theoretisch müßte bei jedem fieberhaften Infekt mit starker und anhaltender Beeinträchtigung des Allgemeinbefindens, bei gleichzeitigem Verdacht auf Endokarditis und Nephritis an das Syndrom gedacht werden, auf das auch nur Pleuraergüsse, Thrombopenie, Leukopenie und Anämie bei gleichzeitigem Fieber hinweisen können.

*Meist sind Frauen von der Krankheit betroffen.* Familiäre Bindungen sind zweifellos bedeutungslos, wenn auch seltene Beobachtungen über familiäres Vorkommen gemacht worden sind (GRUPPER und DAVID, LOPES CARDOSO). Die Krankheit ist *selten* und wird selbst auf größten internen Abteilungen nur zwei- oder dreimal jährlich „gesehen". Der Lupus erythematosus disseminatus verläuft in *Schüben über Monate und Jahre* (längste Beobachtung nach der Literatur 7 Jahre) (Abb. 10).

Die *Hautveränderungen* erscheinen zu den verschiedensten Zeiten im Krankheitsablauf und können auch fehlen oder so geringfügig sein, daß sie fehlgedeutet oder nicht erkannt werden. Die typischen Hautveränderungen kommen zumeist an den unbedeckten Hautpartien vor. Sie finden sich vornehmlich im Gesicht und an den Händen. Meist sind sie symmetrisch angeordnet. Bis zehnpfennigstückgroße rote und violette, etwas erhabene Flecken können gering schuppend sein und auch zu größeren Herden konfluieren. *Im Gesicht führt symmetrische Anordnung um Nase und Wangen zu der schmetterlingsförmigen Zeichnung.* Die Hautveränderungen sind Sonnen-Licht-sensitiv. Manchmal erinnern die Herde an Purpura-Flecken. Demgegenüber treten die Schleimhautflecken an Ausdehnung und Zahl stark zurück. Sie können an der Mundschleimhaut in einer Aphthosenform vorkommen. Wie schon gesagt, können die Hautveränderungen so spärlich sein, daß sie nicht erkannt, verkannt oder oft übersehen werden. Wesentlich ist, daß mit Kenntnis und Ausrichtung des Augenmerks an die Diagnose häufiger gedacht wird. Auch intermittierender totaler Haarausfall ist als Initialsymptom beobachtet worden (Abb. 8, 9 und 10).

*Gelenkveränderungen* sind sehr häufig und erinnern an das Bild der akuten Polyarthritis. Aber selbst chronische Polyarthritis wird nach Art der Erscheinungen diagnostiziert. Diese Polyarthritis-Symptome des disseminierten Lupus erythematosus haben schon immer das Interesse der Rheumatologen gefunden. Sie sind ein konstantes Symptom der Krankheit und gewöhnlich sogar das erste Das rheumatische Vorstadium kann lange Zeit bestehen und gibt

meist zu Fehldeutungen Anlaß. Im weiteren Verlauf kommen natürlich dazu die extraartikulären Krankheitserscheinungen.
Selbstverständlich wird die *Muskulatur* immer mitbetroffen sein. Kombinationen von gewissen Formen bösartiger viszeraler Lupuserythematosus-Fälle mit Dermatomyositis (SKLARZ) sind ebenfalls bekannt, wobei jedoch zu beachten ist, daß nach LAMIRAUD die histologischen Merkmale beider Muskelschäden sich unterscheiden.

*Neurologische Aspekte* des Lupus erythematosus sind vielfältig bekannt: Psychische Abweichungen zu Beginn und am Ende (Nierenstörungen!) der Krankheit, Epilepsie, Hemiparesen, Fazialislähmung und Enzephalitis (GARCIN). Auch Augensymptome sind nicht selten: Lichtscheu, Konjunktivitis, Amaurose, Augenhintergrunds-Blutungen, Stauungspapille und perivaskuläre Exsudation.

Neben der LIBMAN-SACKS-*Endokarditis* werden schließlich *perikarditische, pleuritische und nephritisch-nephrotische Symptome* beobachtet. Da perivaskuläre Infiltrate zum typischen Krankheitsbild gehören, sind diese auch in den Lungen nicht selten. Sie sind gelegentlich röntgenologisch als bronchopneumonische Infiltrationen zu erkennen.

Manchmal stellt sich ein SJÖGREN-Syndrom mit Drüsenschwellung und Parotisschwellung als primäres Syndrom ein (COSTE, PIQUET, LACRONIQUE und FRANÇON). Nierenschäden sind durch die Gegenwart sogenannter hämatoxylinophiler Körper bemerkenswert, die FEULGEN-positiv und durch eine eosinophile hyaline Substanz, die aus dem Nukleoproteid-Stoffwechsel nach KLEMPERERS Hypothese stammen soll, gekennzeichnet sind.

Besonderer Hinweise bedürfen die Blut- und Knochenmarkveränderungen. Erst relativ spät entsteht Blutarmut. Frühzeitig ist die Leukopenie, der manchmal eine Thrombopenie parallel geht, so daß sich Fehldeutungen anbieten. Lymphknotenschwellungen und Milzvergrößerung kommen vor. So wurde ein Kranker beobachtet, bei dem während der „agranulozytären" Phase Lymphknotenschwellungen auftraten. Zu dieser Zeit vergrößerte sich auch die Milz zunehmend, um dann später während der Phase des Hautlupus nicht mehr tastbar zu sein. Äußerst selten sind immunohämolytische Symptome (BEICKERT). Sehr selten treten Kälteagglutinine im Blut auf, was zu den Durchblutungsstörungen an Fingerspitzen und Nase und dann zur Hämolyse führt. Autoimmunisierungsmerkmale sind aber vorhanden, wozu letzten Endes auch der unspezifische positive Ausfall der Luesreaktionen gehört. Von den erworbenen hämolytischen Anämien her sind alle diese Symptome bekannt und unspezifisch vieldeutig. Differentialdiagnostisch bemerkenswerte Beobachtung ist: kindliche akute Leukämie mit Lupus-erythematosus-Hautveränderungen (JAMBON et al.).

Die *Symptomatologie des Lupus erythematosus visceralis* läßt sich am anschaulichsten *tabellarisch* darstellen und veranschaulicht die Vielfältigkeit des Krankheitsbildes eindeutig.

1. wochen- und monatelanges, während eines oder mehrerer Jahre rezidivierendes Fieber (ohne sonst nachweisbare Ursache)
2. fortschreitender Kräfteverfall (mit Erholungsphasen während Cortison-Therapie)
3. mehr oder weniger starke Beschleunigung der Blutsenkungsgeschwindigkeit
4. Anämie, Leukopenie (50 %) und Thrombopenie (bis 50 %) im Krankheitsverlauf zunehmend. Leukozytose nur zu Zeiten von Krankheitskomplikationen (z. B. Polyarthritis und Lungenentzündung)
5. L.E.-Zellen-Nachweis (direkt 20 %, indirekt 50 %)
6. Lupus-Effloreszenzen (wechselnd und verschwindend während der verschiedenen Krankheitsphasen) werden meist übersehen und fehlgedeutet (Helio-Dermatosen, Sonnen-Licht-Sensitivität).
7. Viszerale Krankheitsmerkmale:
   a) Arthralgien und Polyarthritis-Symptome wechselnd
   b) Herdnephritis
   c) Endokarditis LIBMAN-SACKS
   d) Pleura-Reizung und Pleuraergüsse
   e) Lymphknoten- und Milzschwellung
   f) Arteriitis (seltener)
   g) osteoplastische und osteoklastische Skelettveränderungen als Rarität.

Einiger Hinweise bedarf noch der Nachweis der sogenannten *Lupus-erythematosus-Zellen.* Unter dem Einfluß des mit den Gamma-Globulinen elektrophoretisch wandernden Faktors werden in einzelnen neutrophilen Leukozyten Kernschwellung und Kernabbau ausgelöst. Die Kernstruktur der geschädigten Zellen, die sich offensichtlich ihren Schaden selbst durch Phagozytose zufügen, wird verändert. Um diese Zellen lagern sich im Blut, erkennbar an der rosettenartigen Anordnung, normale Leukozyten in Zellnestern zusammen. Phagozytiert nun ein solcher gesunder Leukozyt die Kernreste, so entsteht die typische L.E.-Zelle. Die phagozytierten Kernabbauteile sind morphologisch strukturlos-homogen. Färberische Studien haben gezeigt, daß es sich tatsächlich um Abbaureste der Desoxyribonukleinsäuren handelt.

Im *Knochenmarkpunktat,* aber auch im Blute, kommen *außerdem* monozytäre Elemente vor, die Kernteile phagozytiert haben. Man bezeichnet sie als Tart-Zellen (Name eines Kranken). Es sind Phagozyten, die als Pseudo-L.-E.-Zellen bezeichnet werden und vieldeutig sind. Sie sind nicht für den Lupus erythematosus pathognomonisch und finden sich auch bei Sepsis, metastasierenden Karzinomen, hämolytischen Anämien und Transfusionskrisen im strömenden Blut. Das Auftreten von solchen Pseudo-Lupuszellen und echten L.E.-Zellen bei Hypertonikern nach langzeitiger Einnahme von Hydralazinderivaten (Hexamethoniumverbindungen) ist bemerkenswert und differentialdiagnostisch wichtig (JUSTER, GRUPPER).

Das *Lupus-erythematosus-Phänomen* wurde von HARGRAVES entdeckt. Das Phänomen wurde bisher für pathognomonisch gehalten. Jetzt mehren sich aber die Beobachtungen über Vorkommen des Zellphänomens bei schweren allergischen Reaktionen auf Penicillin, Sulfonamide und Hydantoin sowie Hydantoinderivate. Auch die zur Hochdruck-Behandlung gebrauchten Ganglienblocker sollen in recht häufiger Beobachtung das Zellphänomen hervorrufen. SLOCUMB konnte sogar das L.E.-Phänomen an Leukozyten von Menschen feststellen, die langfristig mit Rindensteroiden behandelt waren und bei denen sich der Hyperkortizismus eindeutig ausgebildet hatte. Das L.E.-Phänomen ist ätiologisch letzten Endes ungeklärt, wenn auch die immunologische Genese außer Zweifel steht.

Das *Phänomen besteht aus L.E.-Zellen und „Rosetten".* Das Grundelement ist ein reifer neutrophiler Granulozyt, selten ein Monozyt, nie eine unreife Zelle, dessen Kern durch einen runden homogenen Plasmaeinschluß an „die Wand" gedrückt ist. Die phagozytierte Masse läßt sich mit Kernfarbstoffen färben, so daß der „rauchige" Einschluß sicher Ribonukleinsäure-Reste enthält. Je nach dem Fortschritt des Depolymerisationsprozesses färbt sich der Einschluß rosa-rot bis lila. Um diese Einschluß-Zellen liegt ein Rosetten-Kranz von polynuklearen Leukozyten. Der ursächlich dafür verantwortliche Faktor wandert mit der Gamma-Globulin-Fraktion, und läßt sich bei vielen Krankheiten mit extremer Dysproteinämie (Plasmozytom, Leberzirrhose und chronischer Entzündung) im indirekten Versuch reproduzieren, was ebenfalls gegen die absolute „Spezifität" des Phänomens spricht. Überträgt man den im Plasma vorhandenen L.E.-Faktor auf Knochenmarkzellen von Plasmozytomkranken oder auch von gesunden Personen, so kommt es zur Bildung von L.E.-Zellen und Rosetten (Abb. 11, 12, 13). Der in den Körperflüssigkeiten der Lupus-erythematosus-Kranken, gebunden an die Gammaglobulinfraktion, vorhandene Faktor hat sowohl Antigen- wie Antikörpereigenschaften. Ob das Antigen und das durch Kernabbau entstehende Nukleoproteid miteinander identisch sind, ist vorerst noch unbekannt. Jedenfalls sind intrazelluläre Fermentstoffwechselstörungen am Zustandekommen des Phänomens beteiligt. Die mesenchymalen Nukleoproteide bewirken als

Autoantigen die Bildung von entsprechenden Antikörpern. Durch Antigen-Antikörperreaktion kommt es zu Kernschädigung mesenchymaler und Blutzellen. Die dabei anfallenden Kernreste werden phagozytiert. So ist das L.E.-Phänomen der morphologische Ausdruck des Vorhandenseins jenes plasmatischen Faktors im Sinne der „Autoaggression". Das L.E.-Phänomen charakterisiert eigentlich das wesentliche der Pathogenese der ätiologisch ungeklärten Krankheit, die mit Tuberkulose-Infektion nichts zu tun hat. UEHLINGER faßt auf Grund pathologisch-anatomischer Beobachtungen sowohl den L.E. wie den Morbus BOECK als allergisch-hyperergische Reaktion wie die Periarteriitis nodosa auf.

*Zum direkten L.-E.-Zell-Nachweis* werden etwa 20 ccm venöses Blut in einen sterilen Glastubus ohne Antikoagulantien zwischen 90 und 120 Minuten im Thermostaten bei 37° C bebrütet. Dann wird der Blutkuchen vom Serum getrennt. Der Blutkuchen wird mit Glasstäbchen „aufgebrochen" und die Flüssigkeit durch eine sterile, feinmaschige Gaze gegeben. Der so gewonnene Blutsaft wird 20 bis 30 Minuten im Thermostaten nochmals stehengelassen. Anschließend wird das Blut zentrifugiert (bei 2000 Umdrehungen). Mit der vorsichtig abpipettierten oberflächlichen Leukozytenschicht werden Ausstriche angefertigt und gewöhnlich gefärbt. Stark leukopenisches Krankenblut kann vor der ersten Manipulation mit gruppengleichem gesundem Blut gemischt werden.

Im Gegensatz zu der angegebenen direkten Methode kommt dem L.-E.-Zell-Nachweis im gewöhnlichen Blutausstrich ohne Vorbehandlung keine Bedeutung zu.

*Zum indirekten L.-E.-Zell-Nachweis* vermischt man 0,5–2,0 ccm Krankenserum bzw. -Plasma (mit Natriumzitrat oder Heparin ungerinnbar gemacht) mit einer durch Sedimentation bzw. Zentrifugieren gewonnenen Normal-Leukozytenaufschwemmung (0,5–1,0 ccm). Diese Mischung wird 45 Minuten im Thermostaten bei 37° C gehalten und dauernd leicht bewegt, um eine gute Mischung zu erreichen. Anschließend wird das Gemisch zentrifugiert und werden Blutausstriche angefertigt. Statt mit einer Leukozytenaufschwemmung kann man das gleiche mit einer Knochenmarkaufschwemmung (Sternalmarkpunktat) erreichen, indem man letzteres mit einem Tropfen Heparin und 2 Tropfen L.-E.-Serum über zwei Stunden bei 37° C stehen läßt.

Da der direkte Nachweis von Lupus-erythematosus-Zellen im Blutausstrich des Kranken selbst praktisch zur Seltenheit gehört, ist die Methode des Nachweises der Wahl die indirekte. Dabei kann man die schönsten Ausstrich-Ergebnisse mit hervorragend sichtbaren L.E.-Einschlüssen sehen, aber auch Überraschungen insofern erleben, als nicht die Eiweißkörper-Einschlüsse, sondern Erythrozyten in Massen phagozytiert werden. Die Erythrophagozytose in der Masse der Leukozyten kann nicht anders als Autophagozytose erklärt werden, da nur Plasma bzw. Serum des Kranken gebraucht wird. Wahrscheinlich kommt es wie bei hämolytischen Anämien auf dem Boden abartiger serologischer Reaktionen (TISCHENDORF) zu Blockierung der Erythrozytenrezeptoren mit den nachgewiesenen Eiweißstoffen aus dem Kranken-Serum, wodurch Opsonierung und schließlich Autoerythrophagozytose ausgelöst wird.

Eigene Vergleichsuntersuchungen haben ergeben, daß weder mit dem Blute von Kranken mit primär-chronischer Polyarthritis und FELTY-Syndrom, noch im Blute von Kranken mit Sklerodermie das Lupus-erythematosus-Phänomen auslösbar ist.

In letzter Konsequenz ist die *Behandlung des Lupus erythematosus visceralis*, manchmal erst nach jahrelangem Verlauf und mehreren spontanen oder „therapeutischen" Remissionen erfolglos. Cortison, Prednison, ACTH werden oft mit verblüffendem Erfolg angewandt. Gegen Antirheumatika ist nach unserer Auffassung die Krankheit nicht refraktär, insofern als Butazolidin ebenfalls vorübergehend Wunder wirkt. Malaria-Mittel, vor allem das heute angepriesene Resochin (primär-chronische Polyarthritis) scheint völlig wirkungslos zu sein (wie im eigentlichen Sinne auch bei den anderen „Kollagenosen" nach eigener Erfahrung). Versuche mit TEM und Stickstofflost wurden ebenfalls gemacht. Dem „Therapeutisieren" sind keine Grenzen gesetzt, solange nicht der Kranke geschädigt wird, was vornehmlich für vorzeitige Anwendung von Zytostatika gilt. Neben der medikamentösen Therapie sind die allgemeinen Behandlungsmaßnahmen und die konsequente ärztliche Führung entscheidend. Die Behandlung des L.E. v. sollte im allgemeinen der Klinik und dem erfahrenen Kliniker vorbehalten bleiben.

Die Prognose des L. e. d. ist zweifelhaft. Zwei Drittel aller Kranken sterben; spontane Remissionen kommen vor.

## 9. Periarteriitis nodosa
### (Polyarteriitis, Panarteriitis und Temporalarteriitis)

In der Geschichte der Medizin der entzündlichen Gefäßkrankheiten spiegeln sich die verschiedensten Versuche wieder, ihre Pathogenese zu deuten und Befunde einzuordnen. Die modernen Studien über allergische Gefäßkrankheiten und über die Kollagenosen haben die Krankheiten dieser Gruppe in neuem Lichte erscheinen lassen. Wohl mit der besseren Schulung, vornehmlich aber durch die Ausweitung des Blickes für die Konsequenzen pathogenetischer Gedankengänge sind gerade diese Gefäßkrankheiten häufiger diagnostiziert worden. GRUBER ist der Überzeugung, daß – man kann darüber mit und ohne jeden Nutzen streiten – *Allergene pathogenetisch eine Rolle* spielen, so daß auch aus dieser Sicht der Medikamentenabusus bei diesem Krankheitsgeschehen in das

Blickfeld gerückt ist. Es sei im speziellen nur darauf verwiesen, daß unter der Allergenwirkung von Hydantoinderivaten und Ganglienblockern das Phänomen der L.E.-Zellen im Blute der Geschädigten entstehen kann, ohne daß eine eigentliche Kollagenose vorliegt. Die Periarteriitis nodosa im Rahmen der allergischen Vaskulosen und der Kollagenosen nimmt eine solche Sonderstellung ein, daß spezielle Symposien (1949 Mayo-Klinik und der Deutschen Gesellschaft für Innere Medizin 1954) in aller Welt abgehalten wurden. Namhafte Autoren (RANDERATH, BOCK, SARRE, HANSEN u. a.) haben sich im deutschen Schrifttum besonders mit der modernen Problematik befaßt. Auf diese und andere Streitfragen im speziellen einzugehen, ist nicht der Sinn dieser Darstellung. Einzelne Formen der Arteriitiden wie die Periarteriitis nodosa und die Temporal-Arteriitis lassen sich zweifellos aus der Gruppe der allergischen Gefäßentzündung auf die Kollagenosen übertragen. Unter den Kollagenosen sah v. ALBERTINI allein bei der Periarteriitis nodosa die Kriterien einer allergischen Krankheit. KLEMPERER selbst hat sich gegen eine generelle Identifizierung mit Allergosen gewandt. BOCK schreibt: Es bleibt hier zunächst eine ätiologische Terra incognita, was letzten Endes auch RANDERATH aus umfangreichen anatomischen Studien schließt.

Die *Symptomatologie* der *Periarteriitis nodosa* bezieht sich vornehmlich auf Nierenfunktionsstörungen, gastrointestinale Störungen, Lungenveränderungen und Schäden am zentralen sowie peripheren Nervensystem. Die Abweichungen des Blutdrucks, der oft erhöht und krisenartig stark übersteigert sein kann, haben offensichtlich nicht mehr die allgemeine diagnostische Bedeutung, die bisher ihnen zugesprochen wurde. Es gibt mehr getarnte Krankheitsbilder ohne signifikante Hypertension. Bei den renalen Formen steht die Dysfunktion der Nieren im Vordergrund. Die Befunde treten oft als „Glomerulonephritis" in Erscheinung. Die intermittierende Blutdrucksteigerung findet dann ihre belanglose Erklärung, insofern sie überhaupt vorhanden ist. Auch das Bild der gastrointestinalen Störungen ist sehr mannigfaltig. Dazu gehören unklare abdominelle Schmerzen – man denkt an Pankreas-Tumoren –, Gewichtsverlust, Teerstuhl, Hämatemesis und Gelbsucht in abgeschwächter Form, so daß es verständlich wird, daß ein hepato-renales Syndrom diagnostiziert werden kann – woran man auch nicht zuerst denkt. Wobei allerdings am seltensten die Periarteriitis nodosa in Erwägung gezogen wird, sind Symptome von „Querschnittsmyelitis" ohne röntgenologisch nachweisbare Skelettveränderungen an der Wirbelsäule, sind Ulzera des Magen-Darmkanales, sind Sehstörungen „ohne anatomischen Befund", bei denen anatomisch im Rahmen der Panarteriitis lediglich eine larvierte chronische Meningitis zu entdecken ist. So erklären sich auch die vielfältigen peripheren Nervenschäden.

Der diesen Symptomen zugrundeliegende *Gefäß-Krankheitsprozeß* ist folgender: Zunächst besteht nur ein *Ödem der Gefäßwand*, dann folgen *Fibrinoidnekrose* der Gefäßwand-Media, Zerstörung der elastischen Fasern und Eindringen von entzündlichen Infiltraten in das perivaskuläre Gebiet. Die „Glomerulonephritis, die Enzephalitis und chronische Meningitis" werden verständlich. Oft finden sich in den *perivaskulären Infiltraten* zahlreiche eosinophile Zellen, von denen nicht ohne Einschränkung auf „Allergie" geschlossen werden kann. Erst mit der Zeit von Wochen, Monaten oder Jahren beginnt die Proliferation des subendothelialen Bindegewebes mit Verringerung des Gefäßlumens und oft Gefäßthrombose. So erklären sich die *vielfältigen vaskulären Symptome* wie Hirnblutungen, Gefäßverschlüsse mit akutem Versagen der Blutversorgung eines Gefäßbezirkes und Herzinfarkt. Selten kommt es infolge Verschlusses einer medullären Arterie zum akuten Querschnittsyndrom als Folge einer umschriebenen Medullanekrose. Mit zunehmender *Destruktion der Gefäße* bildet sich ein fibroblastisches Organisationsgewebe, oberhalb dessen durch *Thrombosierung* der organische Gefäßverschluß funktionell ausgedehnt wird. Daß infolgedessen die Symptomatologie wechselvoll, irreführend oder „belanglos" sein kann, wird verständlich. Der Herzinfarkt ist gar nicht so selten Folge einer Embolie aus einem periarteriitischen Gefäßbezirk.

Die *Fragen zur allergischen Genese* dieser Polyarteriitis sind noch keineswegs geklärt. Die „hypersensitive angiitis" ist der erste Begriff, der diese Genese in sich einbezieht. Man kann sie als Folge exogen-pharmakologisch-allergisch ausgelöster Schäden ansprechen. Für den Kliniker sind aber die Beziehungen zum Kollagenose-Problem besonders wesentlich. Aber selbst KLEMPERER ist mit dieser Begriffsbestimmung äußerst vorsichtig, zumal er mit dem Begriff der „collagen diseases" lediglich zum Ausdruck bringen wollte, daß bei den Krankheiten dieser Gruppe im engeren Sinne die morphologische Betrachtung allein zum Verständis der Pathogenese nicht genügt, und daß das Schwergewicht des pathologischen Geschehens in der Grundsubstanz des Bindegewebes liegt. So erklärt sich, daß Polyangiitis zu allen Kollagenkrankheiten gehört und z. B. unter dem Begriff des LIBMAN-SACKS-*Syndroms* als schleichende „abakterielle" Endokarditis in den Krankheitsbegriff Lupus erythematosus, aber auch in den anderer Kollagenosen eingefügt ist. Unklare Fieberzustände, Dysproteinämie und pathologische Serum-Eiweiß-Labilitätsproben, die zumeist fehlgedeutet werden, gehören zum Krankheitsbild, welches mehr und mehr als leukopenische

"Blutkrankheit" mit Plasmazellreaktion im Knochenmark sich tarnt. Aber auch Leukozytose, besonders im Anfangsstadium ist vorhanden. Die *klinischen Krankheitsbilder*, gemessen an der Kasuistik des Einzelfalles, sind *ungemein mannigfaltig*. Fehldiagnosen sind auch an "guten und besten Kliniken" Tür und Tor geöffnet. Das Symptomenbild der Periarteriitis nodosa ist so mannigfaltig, daß es eigentlich ohne Kenntnis des anatomischen Substrates nicht unter einem einheitlichen Gesichtspunkt gesehen werden kann.

Es lassen sich Krankheitsbilder diagnostizieren, bei denen man mit der Diagnose des Diabetes mellitus (MANCKE und PEPER), rezidivierender fieberhafter Bronchitis und peripher-arteriosklerotisch bedingten Durchblutungsstörungen zufrieden ist. Selbst die Plasmozytom-bedingte Paraproteinose ist eine "vernünftige" Diagnose.

Unter den *Polyangiopathien* nimmt die *Riesenzellarteriitis* eine besondere Stellung ein. Es taucht in der Namensgebung dabei ein neuer Begriff auf, der eigentlich schon bei der Besprechung der anatomischen Befunde der Periarteriitis nodosa hätte Beachtung finden müssen. Mikroskopisch sind die perivaskulären Infiltrate, nämlich durch Granulome mit Riesenzellen, besonders im Beispiel der *Temporalarteriitis* wohl regelmäßig gekennzeichnet. Diese Riesenzellen erinnern an Fremdkörperriesenzellen und an solche in der Bronchialwand mit organisiertem "Schleim" bei Asthma bronchiale fortgeschrittenen Stadiums. Diese *Riesenzellarteriitis der Temporal-Arterien* wird zweifellos häufiger gefunden. MEHMEL hat an Hand eines Sektionsfalles des Nordstadt-Krankenhauses Hannover (Prof. NORDMAN) eingehend zum Fragenkomplex berichtet und die zugängige Literatur zusammengestellt. Aufmerksam gemacht durch den eindrucksvollen anatomisch-histologischen Befund, gelang seitdem mehrfach die klinische Diagnose; ist sie doch dem Kranken "ins Gesicht geschrieben". HUTCHINSON hat schon 1890 die Krankheit entdeckt, die bedauerlicherweise nicht zur klinischen Diagnose geworden ist. Augenärzten fällt der Befund noch am ehesten auf, weil bei "Sehstörungen" die Verdickung und entzündliche Rötung der Temporal-Arterien im Rahmen des Untersuchungsganges ins Auge fällt. Solche Arterien wurden teilexstirpiert. Dabei wurde anatomisch das Granulom mit Riesenzellen verzeichnet. Es ist die Temporal-Arteriitis aber nicht Ausdruck einer lokalen Angiitis, sondern eines generalisierten Leidens. Fieberphasen, Leukopenie, Kopfschmerzen, Sehstörungen und Erblinden infolge Entzündung der Zentral-Arterie der Retina sind die markanten Symptome. Aber die Riesenzellarteriitis befällt auch andere Gefäßgebiete und keineswegs ausschließlich die Temporalarterien. MEHMEL beobachtete die Riesenzellarteriitis z. B. im Gefäßgebiet eines amputierten Oberschenkels eines Kranken mit "Gefäßsklerose", der schließlich unter den Erscheinungen eines apoplektischen Insultes mit Halbseitenlähmung verstarb. Fast ubiquitär über den Organismus verteilt ist die Riesenzellarteriitis mit allen ihren Komplikationen, wie sie im Verlaufe der Periarteriitis nodosa beobachtet und beschrieben worden sind (Abb. 14).

## 10. Primär-chronische Polyarthritis

Von den Krankheiten und Syndromen, die im Sinne dieses Buches unter dem Begriff der sogenannten Kollagenosen zusammengefaßt sind, nimmt die primär-chronische Polyarthritis insofern eine Sonderstellung ein, als sie relativ häufig vorkommt und allgemein bekannt ist. Sie ist um das Vielfache häufiger zu beobachten als die anderen Kollagenosen zusammen. Viele *Begriffsbestimmungen mit unterschiedlichen Krankheitsnamen* in aller Welt führen irre und sollten daher bekannt sein. Synonyme sind: 1. *Rhumatisme articulaire progressif* CHARCOT, 2. *Rhumatisme chronique deformant* TEISSIER et ROQUE, 3. *Rhumatisme chronique progressif* WEISSENBACH et FRANCON, 4. *Polyarthrite chronique evolutive* COSTE, sämtlich im französischen Sprachgebiet, 5. *primär-chronische Polyarthritis* und 6. *Rheumatoid arthritis* in der anglo-amerikanischen Einflußsphäre.

Die Ätiologie der primär-chronischen Polyarthritis ist unklar, auch wenn gelegentliches „Entstehen" der Krankheit nach uncharakteristischen Virus-Allgemeininfekten beobachtet wird. Meist sind es Infektionen des Respirationstraktes oder des Magen-Darm-Kanals (HOLLANDER et al.). Andere lenken das Augenmerk vornehmlich auf soziale Stress-Wirkungen, emotionelle Einflüsse und persönliche Mißgeschicke, was nach eigenen umfangreichen Beobachtungen nicht angenommen werden kann (ROTHERMICH, GIFFORD, KING, LAWRENCE und NESTEROV).

Die primär-chronische Polyarthritis befällt wie der Lupus erythematosus visceralis vorwiegend das weibliche Geschlecht. Die Krankheit entwickelt sich in jahrelangem schleichendem Verlauf aus zunächst uncharakteristisch erscheinenden Vorläufern und Vorstufen zum Vollbild, welches als solches noch Jahre und Jahrzehnte schubweise entzündlich oder rein degenerativ vorhanden sein kann. Der Beginn der Krankheit kann akut, subakut oder auch von vornherein schleichend sein. Man muß die Anamnese aber viele Jahre oder Jahrzehnte zurückverfolgen, um den akuten Krankheitsbeginn noch zu erfassen oder als solchen zu deuten.

Der *akute Anfang* erinnert an eine febrile Polyarthritis und damit an die rheumatische Infektion. Dieser Krankheitsbeginn ist aber sehr selten. In anderen noch selteneren Beobachtungen beginnt die rheumatoide Arthritis monarthritisch. Die umschriebene Entzündung eines Gelenkes, der isolierte Gelenkerguß ohne jede Fieberreaktion, meist eines Kniegelenkes, kann der erste Ausdruck der schleichenden Krankheit sein, ohne daß diese Veränderungen richtig gedeutet oder katamnestisch gewürdigt werden. Dabei ist der *subakute Krankheitsbeginn* häufiger und wohl typisch. Er zeigt sich häufig in „Parästhesien", weil Gelenkentzündung und Deformation noch nicht und lange Zeit nicht erfaßt werden. Lediglich „Funktionsstörungen" machen auf die Krankheit aufmerksam: bestimmte feine Bewegungen vermögen nicht mehr beschwerdefrei ausgeführt zu werden wie, um ein Beispiel zu nennen, das Öffnen einer Tür, eines Knopfes am Hemdenkragen, das Kämmen und Schneiden. Erst nach und nach machen sich Störungen in einem oder mehreren Fingergelenken bemerkbar, wodurch die Akroparästhesien ihre Erklärung finden. Meist ist die Ausbildung der Krankheitssymptome völlig latent, indem Gelenkschwellungen zunächst spärlich entwickelt sind.

Meist ist das eine oder andere *Handgelenk*, oft sind beide *Handgelenke* im Bereich der Fingergrundgelenke geschwollen. Die Gegend der Metakarpo-phalangeal-Gelenke ist aufgetrieben-teigig, bevor Gelenkstörungen selbst zu objektivieren sind. Immer besteht Atrophie der Interossei-Muskulatur. Erst später stellen sich entzündliche Erscheinungen mit zunehmender Gelenkschmerzhaftigkeit ein. Manchmal sind Dupuytren-Erscheinungen vorhanden. Auch die Fortsätze von Radius und Ulna zum Handwurzelgebiet können nach und nach schmerzhaft betroffen sein, bevor sich dort ein entzündliches Gelenksyndrom ausbildet.

Die *Finger* sind typisch verändert. Die Haut vornehmlich im Gelenkbereich ist ödematös aufgequollen, bevor sich Bewegungseinschränkung und eigentliche Gelenkschwellung entwickeln. Besonders bei dem Stillschen Syndrom der primär-chronischen Polyarthritis junger Mädchen ist das entzündliche Ödem im Bereich der Fingergelenke ausgesprochen.

Die *Kniegelenke* sind seltener von Anfang an befallen. Aber natürlich kommt primär-chronische Entzündung der Kniegelenke auch im frühen Krankheitsstadium vor. Das gilt auch für Ellenbeuge- und Schultergelenke. Gerade an letzteren kann das Syndrom der Periarthritis humeroscapularis gleichzeitig entwickelt sein, obwohl es häufiger und gewöhnlich selbständig ohne primär-chronische Polyarthritis besteht. Erinnert werden muß auch an Störungen im Bereich der Kiefergelenke, der Sternoklavikular-Gelenke und der Sakroiliakal-Gelenke.

In diesem Anfangsstadium der Krankheit kommen allgemeine Krankheitsvorgänge hervor. *Unspezifische Lymphknotenschwellungen* entstehen und bleiben in der Schwellung einzelner Lymphknotengruppen in der Nähe der befallenen Gelenke bestehen. Es entstehen außerhalb der Gelenke in den Bursen und im subkutanen Fettgewebe Entzündungen schleichender Natur.

Es kann sich sogar wider die klinische Regel – pathologisch-anatomisch ist das Gegenteil mit chronischen *Herzklappenentzündungen* relativ häufig – eine larvierte Endokarditis ausbilden und lediglich an einem systolischen Geräusch, welches „plötzlich gehört" wird, erkennbar sein. Zu solcher Zeit der Krankheitsgeneralisation sind Augenbefunde mit Iridozyklitis, Hornhautdegeneration und Arcus senilis des öfteren festzustellen. Davies berichtet über 300 Sektionen von Kranken mit primär-chronischer Polyarthritis. Die meisten Kranken verstarben vor Erreichen der 65-Jahr-Grenze. Häufig sind Amyloidose und Herzfehler, was man klinisch nicht erwartet. *Sechs Arten von Herzschäden* sind die häufigsten: entzündliche und narbige Endokarditiden, idiopathische Perikarditis, Arteriitis der Kranzarterien, interstitielle Myokarditis und sehr ausgesprochene Klappenverkalkungen der Aorta. Diese „Herzschäden" sind somit vorwiegend der Ausdruck der die primär-chronische Polyarthritis begleitenden Gefäßschäden, zumal auch ubiquitäre Kapillarschäden festgestellt sind. Sicherlich spielen sie im Rahmen der Vorstellung von der serösen Entzündung (Eppinger) eine entscheidende Rolle für die Transsudation der Proteine in die Gelenkflüssigkeit und in das kranke Bindegewebe, was für pathogenetische Betrachtungen der Kollagenosen ganz allgemein mit den dargelegten Einschränkungen bedeutsam ist.

An dieses Stadium der *Krankheits-Generalisation* schließt sich dann innerhalb von Jahren und Monaten, mit Perioden scheinbaren Krankheitsstillstandes das Stadium der Deformation an, welches dem Kranken sein schweres unaufhaltsames Leiden bewußt werden läßt. Zu dieser Zeit entwickeln sich die *psychischen Fehlregulationen,* die die Kranken, meist Frauen, besonders charakterisieren. Sie tragen ihr Leid schicksalsergeben ohne zu klagen und zu rebellieren. Sie bleiben gütig und geduldig und beginnen ihre Umgebung durch Güte zu drangsalieren. Es ist eindrucksvoll, einen solchen schließlich bettlägerigen Kranken zu sehen, ausgeglichen erscheinend und gütig, letzten Endes aber seine Umgebung verpflichtend, dauernd und immer zur Hand zu sein. Denn schließlich muß der Kranke gefüttert werden und Hilfe bei seinen Verrichtungen haben. Es ist erstaunlich, zu welchen Hilfsmitteln solche bedauernswerten Menschen greifen. Der Rückenschaber, die Zange an dem Holzstiel „zur Verlängerung der beschränkten Arme" und das immerwährende geduldige Auge lösen das Gefühl der Hilfsbereitschaft bis zum bitteren Ende bei der Umgebung aus.

Wie schon betont, leitet sich so im allgemeinen das *Stadium der Gelenkdeformation* ein. Die Gelenkdeformation ist das Resultat vielfältiger Krankheitsvorgänge. Eine maßgebliche Rolle spielt die krankheitsgegebene Destruktion der Gelenkoberflächen und die Schwellung der Weichteile. Dazu kommen Traktionswirkungen verschiedener Muskelgruppen, die schon sehr früh die laterale Abwicklung der Hände im Sinne der „main thalamique" und Beugestellung der Finger bedingen. Meist überwiegen an den oberen Extremitäten die Beugewirkungen, an den unteren die Extensoren, wodurch sich die Haltungsanomalien erklären. Auch die allgemeine Schwerfälligkeit spielt für die Haltungsabweichung der deformierten Gelenke eine wesentliche Rolle. Die Erscheinungsbilder der deformierten Gelenke sind allgemein bekannt und am eindrucksvollsten in Abbildungen dargestellt (Abb. 15).

Neben diesen objektiv sichtbaren Krankheitsmerkmalen finden sich in besonders ausgeprägtem Maße bei Kranken mit primärchronischer Polyarthritis *serologische Abweichungen*. Die *Blutsenkung* ist, wie zusammenfassend bereits dargestellt, im Rahmen der allgemeinen *Dysproteinämie* mit Hypalbuminämie und Hyper-Gamma-Globulinämie in den ersten 10 Minuten der Reaktion schon besonders beschleunigt. Dazu kommen die *Nebenreaktionen der Dysproteinämie,* die sich in positivem Takata- und Weltmannband wie bei schweren *Leberfunktionsstörungen* mit ausgeprägter Dysproteinämie darstellen. Erwähnenswert sind die fermentproteolytischen Reaktionen, die ebenfalls im Zusammenhang (siehe S. 4) und beim *Hämolysetest an sensibilisierten Hammelerythrozyten* besprochen sind.

Das *Blutbild* ist im Beginn der Krankheit unauffällig. Manchmal wird der subakute Schub der Krankheit von einer flüchtigen Leukozytose, gelegentlich mit flüchtiger Vermehrung der Eosinophilen auf 2–3 % eingeleitet. Mit Fortschreiten der Krankheit resultiert die ausgesprochene Leuko-Granulozytopenie, ohne daß sie ein Hindernis für die Goldtherapie, die doch in seltenen Beobachtungen von Agranulozytose kompliziert wird, ist. Auch die Thrombozyten können geringfügig, wohl im Rahmen der allgemeinen Knochenmarkhemmung vermindert sein. Meist ist das Sternalmarkpunktat normal. Gelegentlich besteht eine geringe, manchmal allerdings ausgesprochene Vermehrung der Mark-Plasmazellen. Aber alle diese Befunde stimmen mit den allgemeinen hämatologischen Abweichungen bei Kollagenosen überein. Letzten Endes sind sie uncharakteristisch und nicht beweisend.

Schon mehr entscheidend sind die *röntgenologischen Befunde,* wenn auch der klinische Gesamtbefund für die Diagnose alles ist. Im Beginn, noch bevor das unverkennbare Vollbild der Schäden entwickelt ist, fällt die uncharakteristische Knochenatrophie in den gelenknahen Skelettabschnitten auf. Auf Feinstfokusaufnahmen fällt schon zu dieser Zeit die Zartheit der Trabekel auf, noch bevor kleine zystische Knochenaufhellungen vorhanden sind. Solche *zystischen Knochenaufhellungen* finden sich sowohl in den Phalangen wie in den Hand- und Fußwurzelknochen. Man kann sie allerdings auch bei vielen anderen Schäden, z. B. bei der SUDECKschen Knochenatrophie, feststellen. Dabei gibt es auch osteolytische Veränderungen, wie sie vornehmlich für die *Arthrosis mutilans* (NAUMANN, SCHOEN und TISCHENDORF) vor allem Leitsymptom sind. Aber die osteolytischen wie die osteoarthrotischen Merkmale gehören zumeist schon zum fortgeschrittenen Krankheitsbild, wenn sich mit Fortentwicklung der osteolytischen Schäden *Subluxationen* und *schwere Deformitäten* einstellen, worauf schon eingangs verwiesen wurde. Diese Deformierungen sind von vielerlei Störungen, auch wesentlich von Störungen in der Muskulatur abhängig. Dann sind zumeist die knochenatrophischen Prozesse so ausgesprochen, daß die Hand- oder Fußwurzelknochen sich „auflösen" und zu einer inhomogenen „Masse" verschmelzen. Erst in diesem Stadium kommt es zu evolutiven Knochenreaktionen mit Osteophytenbildung und Arthrosis als Begleitsymptom. Solche schweren Veränderungen an den Hüftgelenken unterscheiden sich dann kaum mehr röntgenologisch von denen beim malum coxae oder bei der primären Osteoarthrose.

In diesen Erscheinungen stimmen alle primär-chronischen Polyarthritiden überein, wenn sich auch klinisch unterschiedliche Stadien und Krankheitsbilder abgrenzen lassen.

Die primär-chronische Polyarthritis ist, wie klinisch eindeutig zu erkennen ist, überwiegend Krankheit des Menschen weiblichen Geschlechts. Sie tritt bei diesem sogar bevorzugt in einem bestimmten Lebensabschnitt, um die Zeit der Menopause herum auf. Daneben aber finden sich einige *„Sonderformen" der Krankheit*, die auf der einen Seite durch besondere Krankheitsmerkmale und auf der anderen Seite durch Besonderheiten hinsichtlich des Geschlechtes und des Lebensalters gekennzeichnet sind.

In diesem Zusammenhang ist zunächst die *primär-chronische Polyarthritis bei Männern* zu nennen, die schon bei jüngeren Männern auftritt und dabei zunächst nicht zu destruktivem Knochengelenkumbau führt. Erst wenn diese Krankheitsform jenseits des 30. Lebensjahres zu entstehen pflegt oder die Jugendlichen das 30. Lebensjahr überschritten haben, bildet sich die „evolutive" Polyarthritis mit allen Degenerationsfolgen aus. Selbst über das 70. Lebensjahr hinaus kann diese männliche Form der primär-chronischen Polyarthritis auftreten. Ob die besondere Abgrenzung der Krankheitsform beim männlichen Geschlecht berechtigt ist, muß dahingestellt sein.

Unter den primär-chronischen Polyarthritis-Formen der Kinder und Jugendlichen sind die STILLsche *Krankheit* und die seltenen, wohl als Endstadium der STILLschen Krankheit aufzufassenden, zu schweren Deformierungen und Ankylosen führenden chronischen Polyarthritiden der Jugendlichen und Kinder zu erwähnen. Allerdings tritt die STILLsche Krankheit bevorzugt auch bei weiblichen Kindern und Jugendlichen auf. Bei Kindern ist die früheste Entwicklung nach der 2. Dentition gegeben. Die Arthropathien sind zunächst wenig schmerzhaft, bevor nicht Fieber-Perioden auftreten und schubweise die subakuten Gelenkentzündungen wandernd und hartnäckig an einzelnen Gelenken haftend sich verstärken. Meist kommt es wie bei dem später zu besprechenden FELTY-Syndrom zu Milzschwellung mit exzessiver Leuko-Granulozytopenie, zu Lymphknoten-Schwellungen und chronischer Tonsillitis. Im Gegensatz zum FELTY-Syndrom ist aber die Neigung zur Herzinnenhautentzündung bei Kindern mit STILLschem Syndrom besonders zu nennen und zu beachten.

*Das FELTY-Syndrom* betrifft wie die gewöhnliche Form der primär-chronischen Polyarthritis vornehmlich Frauen nach der Menopause. Es unterscheidet sich nach Form der Gelenkschäden und nach dem Krankheitsablauf durch nichts davon. Aber die ausgesprochene Milzschwellung und die exzessive Knochenmarkhemmung mit hochgradiger, fast agranulozytärer Granulozytopenie und Leukopenie kennzeichnen diese Krankheitsform als Besonderheit. Man muß daran denken und den Kranken nur eingehend untersuchen, um die Diagnose zu stellen.

Das Entscheidende für die Einordnung der *primär-chronischen Polyarthritis als Kollagenkrankheit* ist das gar nicht seltene Entstehen entsprechender klinischer Symptome bei den mit Kutanmanifestationen einhergehenden Kollagenosen. Wie schon in der einführenden Übersicht hervorgehoben, sind Krankheitsübergänge von sämtlichen Formen der Kollagenkrankheiten zur rheumatoiden Arthritis nichts Seltenes. Die „eine Krankheitsform wird durch die andere" ersetzt und im Wechsel oder in stetiger Reihenfolge abgelöst. Hier ist zunächst die „Polyarthritis bzw. Polyarthrose" *bei Psoriasis* zu erwähnen. Seltener im Rahmen der allgemeinen Seltenheit der Krankheit *des Lupus erythematosus visceralis* sind entsprechende polyarthritische Begleitsymptome. Noch seltener sind die entsprechenden, wohl vorwiegend durch die Myositis zu erklärenden Störungen *bei der Dermatomyositis.* Ähnliches gilt auch für die *Sklerodermie,* bei der Osteolyse und Osteonekrose und demzufolge schwere Gelenkschäden gar nicht selten sind.

Die *Ätiologie* der primär-chronischen Polyarthritis ist ebenso unklar wie die der Kollagenosen im allgemeinen. Klimatische Faktoren wurden ebenso wie für die Spondylarthritis ankylopoetica BECHTEREW verantwortlich gemacht. Das scheint sehr naheliegend, wenn Häufung der Krankheit bei amphibischen Truppen der Alliierten beschrieben ist. Für den heimischen Krankheitszustand lassen sich derartige ätiologische Faktoren nicht oder nur mit erheblichem Zwang erweisen. Meist sind es doch Frauen, die den geforderten Strapazen nicht unterworfen waren, wie eigene Studien zeigen. Wenn eine primär-chronische Polyarthritis familiär bei Großmutter, Mutter und Tochter nachgewiesen wird und ungünstige soziale Verhältnisse ausgeschlossen sind, so läßt diese Tatsache vielmehr auf hormonale, geschlechtsgebundene Faktoren schließen, die allerdings, abgesehen von dem demonstrativ bevorzugten Auftreten der Krankheit bei Frauen, ebenfalls nicht beweisbar sind. Schließlich ist zu erwähnen, daß Heredität der Krankheitsbereitschaft am klinischen Krankengut erwiesen ist. Es ist nach umfangreichen anamnestischen Studien unwahrscheinlich, daß eine „akute" Polyarthritis rheumatica der Vorläufer oder Wegbereiter der Krankheit ist. So fallen auch alle Diskussionen über die pathogenetische Bedeutung von Streptokokken, Tuberkelbazillen, Spirochäten und andere Parasiten einschließlich der Erreger der BANGschen Krankheit bzw. des Mittelmeerfiebers aus dem Rahmen.

Die primär-chronische Polyarthritis ist nach COSTE offensichtlich nicht nur an die Spezies Mensch geknüpft. Sie soll auch bei Hunden vorkommen.

Die *therapeutischen Konsequenzen* werden im Zusammenhang besprochen (siehe S. 56).

## 11. Arthrosis mutilans und Akroosteolyse[1]
(als selbständiges Krankheitsbild und im Verlaufe der Sklerodermie)

Während bei den akuten Krankheiten der Gelenke die Entzündung der Synovia mit Exsudatbildung im Vordergrund steht, sind die chronischen Formen bei meist fehlendem Erguß durch das Hinzutreten sekundärer Veränderungen charakterisiert. Unter diesen spielen *Knorpelzerstörung* und *reaktive Knochenprozesse, Bindegewebswucherungen mit nachfolgender Schrumpfung, Subluxationen und Stellungsveränderungen der Knochen sowie fibröse und knöcherne Ankylosen* die Hauptrolle. Es sind letzten Endes auch die Veränderungen, die das chronische Blutergelenk kennzeichnen.

Nennenswerte reaktive *resorptive Knochenprozesse* lassen sich dagegen im allgemeinen nicht beobachten. Doch gibt es Kollagenkrankheiten besonderer Form, bei denen es im Verlaufe einer rezi-

---
[1] Vgl. S. 20 Progressive Sklerodermie.

divierenden oder primär-chronischen Arthrose bzw. Arthritis zu hochgradigem Knochenabbau an den peripheren Extremitätenknochen kommt. Als charakteristische Folge dieser schweren Zerstörung schwinden entweder die Endglieder der Finger und Zehen, wie es für die *Akroosteolyse der Sklerodermie* charakteristisch ist, oder schieben sich mit Verkürzung des knöchernen Gerüstes der Mittelphalangen die Weichteile darüber ziehharmonikaartig aneinander.

Daraus resultiert ein Krankheitsbild, welches mit fernrohrartiger Verstellung der Finger und Zehen verbunden ist und als *Arthrosis mutilans* eine besondere Form der primär-chronischen Polyarthritis darstellt. Man spricht von „main ou pied en lorgnette". In der Literatur läuft das Krankheitsbild als PIERRE-LERIsche Krankheit (WEIGELDT, KARTAGENER, WERTHEMANN, NAUMANN, SCHOEN und TISCHENDORF). (Abb. 16 und 17).

Die Arthrosis mutilans *beginnt* zumeist *als akute oder subakute Arthritis,* welche mit Übergang in das subakute Stadium nach mehrjährigem Bestehen intermittierend abklingen oder scheinbar zum Stillstand kommen kann. Überempfindlichkeitserscheinungen an der Haut im Falle NAUMANN und am Auge mit Wiederaufflammen der Entzündung des Gelenkes, Veränderungen der oberen Luftwege und der Nebenhöhlen, die auf die Lunge übergreifen bis zu Bronchektasenbildung, manchmal auch Drüsenschwellungen und MIKULICZ-Syndrom mit Parotitis kennzeichnen das schleichende Krankheitsbild, welches im übrigen alle serologischen und dysproteinämischen Merkmale der Kollagenosen aufweist. Auch Leukopenie und Knochenmarkhemmung gehören dazu. Dabei ist aber die Arthrosis mutilans ein außerordentlich seltenes Krankheitsbild aus der Gruppe der kollagenotischen Arthrosen.

Die *primäre Akroosteolyse* (wie sie auch für die Sklerodermie charakteristisch ist) hat als seltenes Krankheitsbild insofern mit der Fernrohrfinger- und -zehenbildung der Arthrosis mutilans Ähnlichkeit, als unter Berücksichtigung der verschiedenartigen Lokalisation am Fuß- und Handskelett (Akroosteolyse: Endglieder, Arthrosis mutilans: Mittelglieder des Finger- und Zehenskelettes) hochgradige Osteolyse auftritt. Die primäre Akroosteolyse ist meist auf die *Endphalangen* beschränkt und führt zu völligem Knochenschwund, wobei jedoch die Nägel erhalten bleiben, wenn sie auch partiell atrophieren. Auch die Alveolarfortsätze der Kieferknochen können osteolytisch schwinden. Sicherlich bestehen Beziehungen zur Osteoarthropathie hypertrophiante pneumique, die allerdings durch das Entstehen von Trommelschlegelfinger- und Zehenbildung sowie Hyperperiostosen unterschieden ist. Aber das Zusammentreffen chronischer Entzündungen (Endocarditis lenta, Lungenabszeß und Gangrän, Endokarditis bei angeborenem Herzfehler, Wabenlunge etc.) weist auf die Beziehungen zwischen den Krankheiten hin. Möglicherweise sind neben der Dysproteinämie auch arteriovenöse Anastomosen für das Syndrom der Trommelschlegelfingerbildung der Weichteile verantwortlich. Aber auch ohne jede Allgemeinkrankheit kommt das Syndrom vor, wie es auch mit „primär-chronischer" Polyarthritis vergesellschaftet sein kann (vgl. SCHOEN und TISCHENDORF).

## 12. Das Syndrom der Osteoarthropathie hypertrophiante (BAMBERGER-PIERRE-MARIEsche Krankheit) mit Periostose und Gelenkerkrankung, Trommelschlegelfinger- und Uhrglasnagelbildung

Das Symptom der Trommelschlegelfinger- und -zehenbildung kann sich in enger Verbindung mit einer Grundkrankheit oder *als selbständige Krankheit* im Sinne der Osteoarthropathie hypertrophiante mit Periostose entwickeln. Gerade bei letzterer selbständigen Krankheitsform entwickeln sich arthrotische und arthritische Gelenkveränderungen im Bereich der Hand- und Fingergelenke gar nicht selten oder sind schon vor Ausbildung der Finger- und Zehenendgliedveränderungen entwickelt. Es bestehen fließende Übergänge des Symptomenbildes zur primär-chronischen Polyarthritis, in deren Verlauf gar nicht selten eine Wölbungstendenz der Nägel, vornehmlich der Finger, auffällig wird. Die von den Kranken in ihren Anfängen oft kaum bemerkte Schwellung der Finger-Endglieder mit plumpen und gewölbten Nägeln ist im Gegensatz zur symptomatischen Trommelschlegelfinger- und -zehenbildung irreversibel. Im Gegensatz dazu ist die bei bestimmten Grundkrankheiten symptomatisch auftretende Trommelschlegelfinger- und -zehenbildung reversibel und gelegentlich sogar mehrfach, bei intermittierender Heilung der Grundkrankheit sich neubildendes Merkmal von chronischen Lungenkrankheiten, so bei Bronchiektasenbildung mit chronischer Eiterung, bei infizierter Wabenlunge, bei Lungenabszessen und bei Lungentumoren mit Einschmelzung der Geschwulst. Das Symptom tritt auch bei Endocarditis lenta, bei einzelnen Formen angeborener Herzfehler, wofür die sekundäre Endokarditis verantwortlich sein kann, bei Pulmonalstenose, in abgeschwächter Form bei cholangitischen Leberzirrhosen und – wie schon betont – bei primär-chronischer Arthropathie auf. Auch bei selbständigen, ohne bestimmtes Organsyndrom bestehenden Dysproteinämien tritt in seltenen Beobachtungen die Trommelschlegelfinger- und zehenbildung auf. Man muß feststellen, daß entweder langanhaltende Krankheiten mit chronischen Eiterungen und mit schwerster Dysproteinämie symptomatisch dazu führen (Abb. 18).

Obwohl diese Formen der symptomatischen Trommelschlegelfinger- und -zehenbildung sehr häufig mit Lungeneiterungen verbunden sind und die selbständige Krankheit der Osteoarthropathie hypertrophiante auch ohne jede Lungenveränderungen bestehen kann, ist wohl zu Unrecht dem Begriff des selbständigen Krankheitsbildes das Beiwort „pneumique" angehängt. Ähnlich den Veränderungen der ausgesprochenen Hyperperiostose bei Perlmuttdrechslern findet sich das *selbständige osteoarthropathische Geschehen* meist zufällig und ohne jede Grundkrankheit. Auch die Dysproteinämie ist nicht immer ausgesprochen vorhanden, wenn auch in einzelnen Beobachtungen, vornehmlich bei einem Kranken mit extrem ausgebildeter Arthropathie der Gelenke an Hand und Fuß, eine extreme Dysproteinämie im Sinne der kollagenotischen Krankheiten bestand. Das Entstehen dieser Trommelschlegelbildungen ist für das selbständige Krankheitsbild, welches die Träger praktisch nicht zu behindern braucht (Beispiel eines Pflegers der Klinik), ursächlich ungeklärt. Man diskutiert heute gelegentlich die Möglichkeit des Einflusses des vegetativen Nervensystems, weil nach Durchschneidung des Nervus Vagus bei inoperablem Lungentumor die Trommelschlegelbildung zurückgebracht werden kann. So ist auch aus diesem Grunde die Namensgebung mit dem Beiwort „pneumique" unberechtigt. Dagegen ist im Gegensatz zum symptomatischen Erscheinungsbild das Merkmal „hypertrophiante" besonders zu beachten, weil immer mit der selbständigen Entwicklung von *Trommelschlegelfingerbildung an den Unterarmknochen eine ausgesprochene Periostverdickung mit fransigen, rauhen Auflagerungen* vorhanden ist (Abb. 19).

Man muß die Frage diskutieren, ob nicht die primär-chronische Polyarthritis, das Symptomenbild der Arthrosis mutilans und das Erscheinungsbild der Osteoarthropathie hypertrophiante mit Hyperperiostose unter den gleichen pathogenetischen Gesichtspunkten zu betrachten sind.

Das selbständige Leiden ist durch keine Therapie beeinflußbar.

## 13. Akrodermatitis atrophicans chronica (HERXHEIMER)

Die *Kenntnis des Krankheitsbildes der Akrodermatitis chronica atrophicans* ist von allgemeinem Interesse. Es ist gar nicht so selten, wenn man ein großes klinisches Krankheitsgut systematisch überblickt und wenn man die *Fehldeutungen* als Erfrierung, RAYNAUDsche Krankheit, Erysipel oder, was der Pathogenese schon näherzukommen scheint, als Sklerodermie abzugrenzen weiß. Das Krankheitsbild hat weit über den Rahmen des ausschließlich dermatologischen Interesses hinaus allgemeine Bedeutung. Die *Krankheit ist nicht auf das Hautorgan beschränkt,* sondern kann verschiedene Organe und Organsysteme befallen, woraus die begleitende Dysproteinämie mit mehr oder weniger ausgesprochener Beschleunigung der Blutsenkungsgeschwindigkeit, die Gamma-Globulinämie und die begleitenden Störungen zu verstehen sind. Dazu gehören Krankheitserscheinungen am Knochenmark und am lymphatischen Gewebssystem. Den zur Zeit wohl modernsten Bericht zur Kenntnis der Akrodermatitis atrophicans chronica gibt HAUSER aus der SCHUERMANNschen Klinik.

Die Akrodermatitis bietet ein *ungemein chronisch verlaufendes Krankheitsbild*, welches unter mehr oder weniger deutlichen initialen Krankheitserscheinungen zu eigenartigen Hautveränderungen führt. Es ist eine chronisch progressive Form einer *Dermatitis unbekannter Genese*, die vorwiegend die Extremitäten befällt.

Für gewöhnlich kommt die Akrodermatitis erst bei stärkerer Ausprägung und Ausdehnung der *Hauterscheinungen* zur Beobachtung, da der Beginn der Veränderungen zumeist übersehen oder fehlgedeutet wird. Diese beginnenden Veränderungen bestehen in fleckförmigen, gelegentlich leicht schuppenden Erythemen, die zunächst eine rote Farbe aufweisen, sich später livide verfärben. Diese fleckförmigen Veränderungen sind zunächst wenig scharf begrenzt. Sie konfluieren und bilden eine teigige Haut. Vornehmlich die Streckseiten der Extremitäten sind befallen. Das *vollentwickelte Krankheitsbild*, welches sich erst nach jahre- und jahrzehntelangem Bestand der Krankheit darbietet, ist charakterisiert durch eine mehr rötliche Tönung der Hautveränderungen am Stamm und durch distalwärts zunehmende livide Verfärbung. Die Haut ist fein gefältet, ist zigarettenpapierartig geknittert. Die Extremitäten und der Stamm können im ganzen befallen sein. Die Fingerstreckseiten sind öfters einbegriffen. HAUSER unterscheidet ein entzündlich-infiltratives, ein atrophisches und ein reparatives Stadium der Hautkrankheit. Bei hochgradiger Atrophie (Abb. 21) ist die Haut dünn und transparent, die darunter liegenden Sehnen und Gefäße scheinen durch. Teleangiektasien und Venektasien werden beobachtet. Es kommt zu Hyperpigmentierung der verdünnten Haut. Längs der Streckseiten der Unterarme besteht der „Ulnarstreifen" als typisches Merkmal mit Unterhaut-Infiltraten (Abb. 20 und 22).

Auch fibrinoide Knoten (wie Rheuma-Knoten des Knoten-Rheumatismus) entstehen. Manchmal bilden sich mehr plattenförmige Infiltrate. HERXHEIMER hat diese Knoten erstmalig beschrieben, die sich gern in Nähe der Ellenbogen finden. Die flächenhaften dermatosklerotischen Veränderungen stellen eine Form reparativer Vorgänge dar und werden als Pseudosklerodermie bezeichnet.

Bei den in der Literatur immer wieder mitgeteilten Fällen von Kombinationen von Akrodermatitis und Sklerodermie dürfte es sich um solche Merkmale handeln. Gelegentlich in der Knöchelgegend und am Fußrücken treten torpide Ulzera mit kallösem Rand auf. Ob sich auf dem Boden der chronischen Akrodermatitis Karzinome entwickeln, ist fraglich, aber zusammentreffend beobachtet.

Von manchen Autoren sind bei Akrodermatitis *Knochenatrophien* beobachtet. HAUSER stimmt dem nicht zu. Dagegen kommt zufällig oder damit vergesellschaftet (meist handelt es sich um ältere Menschen) *Arthrosis deformans* vor. Aber Arthrosis deformans in direktem Zusammenhang mit der Krankheit hat HAUSER nicht festgestellt. Das Lebensalter der Kranken ist ebenso für die arthrotischen Gelenkveränderungen wie für den osteoporotischen Knochenabbau unabhängig verantwortlich. Bei einer größeren Zahl der Kranken kommen Lymphknoten-Schwellungen vor. Auch Milzschwellung wurde nachgewiesen, was auch HAUSER am eigenen Krankengut bestätigt. Ob es sich um reaktive Lymphknotenschwellungen im entzündeten Hautgebiet handelt oder ob die Lymphome Ausdruck der Grundkrankheit sind, ist nicht zu entscheiden. Die Beteiligung der Milz spricht dafür. Es muß aber hervorgehoben werden, daß klinische Veränderungen an Leber und Milz nur vereinzelt vorkommen. Sie sind nicht Ausdruck einer hämatologischen Krankheit, wenn auch HAUSER Akrodermatitis und chronische Lymphadenose am gleichen Kranken festgestellt hat. Bei der relativen Häufigkeit der Lymphadenose und dem relativ hohen Erkrankungsalter für beide Krankheiten ist die Kombination nichts Ungewöhnliches.

In Übereinstimmung mit dem *klinischen Erscheinungsbild* finden sich *histologisch* entzündliche, atrophische und reparative Vorgänge an der Haut. Zu Beginn des entzündlichen Infiltrates sieht man neben Erweiterungen der Blut- und Lymphgefäße eine umschriebene lympho-histiocytäre, bald auch plasmazelluläre entzündliche Reaktion und nicht allzu selten Ödem im Bereich des Coriums. Man erinnert sich der Hautinfiltrate des Myxoedema tuberosum (s. S. 52), zumal auch eine leichte Hyperkeratose sich entwickelt. Nach und nach dehnen sich die Infiltrate und Herde weiter aus auf die tieferen Corium-Anteile. Es kommt zum Elastikaschwund, aber nicht zur Störung der kollagenen Fasern, wie SCHUERMANN feststellte. Die Epidermis verfällt der Atrophie. Die fibrinoiden Knoten und Platten weisen ebenfalls eine chronisch lymphozytär-plasmazelluläre Entzündung auf. Im tieferen Corium erkennt man umschriebene Knotenbildung, die aus wirbelig angeordneten, hyalinisierten Kollagenbündeln besteht. Das Merkmal der Lymphknotenveränderungen ist der Sinuskatarrh als uncharakteristisches Primärsymptom, an den sich dann die chronische plasmazelluläre Entzündung anschließt. Auch RUSSEL-Körperchen sind in den Plasmazellen zu sehen.

Die *plasmazelluläre Gewebsreaktion* findet sich auch im Knochenmark der Chronisch-Kranken, wobei manchmal gleichzeitig sehr ausgesprochene Eosinophilie auffällt.

Diese *histologischen ubiquitären Veränderungen* beweisen, daß die Akrodermatitis keineswegs auf das Hautorgan beschränkt ist. Ausdruck dessen und der plasmazellulären Reaktion ist die Beschleunigung der Blutsenkungsgeschwindigkeit, die wohl kaum bei einem länger Kranken fehlt. Sie ist vielfach mit positiven Eiweißlabilitätstesten im Serum gekoppelt. Schließlich sind die Serum-Eiweißveränderungen mit mäßiger Verminderung der Albumine und ausgesprochener Gamma-Globulinämie zu vermerken.

Die Beschleunigung der *Blutsenkungsgeschwindigkeit* schwankt zwischen 20/40 und 100/125 mm Westergren. Je ausgedehnter die Krankheitsveränderungen, um so mehr ist die Blutsenkung beschleunigt und die *Dysproteinämie* vorhanden. Ob die plasmazelluläre Reaktion für die Dysproteinämie mit allen ihren Folgen verantwortlich ist, muß bezweifelt werden.

Die *Akrodermatitis* beginnt zumeist im 5. Lebensjahrzehnt. Frauen sind nach der Statistik häufiger befallen, was dem eigenen Eindruck zu widersprechen scheint. Selbst familiär ist Akrodermatitis beobachtet worden. Auch die regionale Ausbreitung der Krankheit ist verschieden. Europäer und Einwanderer aus europäischen Ländern sind offensichtlich in aller Welt häufiger befallen. Besonders häufig sind Kriegsgefangene befallen.

Berücksichtigt man noch das relative *vorübergehende Ansprechen der Krankheit auf Penicillin* und andere Antibiotika, so könnte die Vermutung der chronischen Entzündung ihre Bestätigung erfahren, um so mehr, als es unter der *Therapie* bei fast sämtlichen Kranken zu einer klinisch mehr oder weniger vollständigen Rückbildung der entzündlichen Erscheinungen kommt. Besonders die fibrinoiden Knoten bilden sich schnell zurück. Auch die Lymphadenitis klingt ab. Dagegen geht die Beschleunigung der Blutsenkung nur sehr langsam im Verlaufe von Jahren zurück. Sie scheint sich aber bei richtiger Behandlung völlig normalisieren zu können. Diese Tatsache läßt die Akrodermatitis aus der Gruppe der eindeutigen Kollagenosen ausscheren. Die Ergebnisse histologischer Untersuchungen zeigen, daß es unter der Penicillinbehandlung zur Rückbildung der ausgedehnten Infiltrate kommt, wenn auch manchmal Jahre darüber vergehen und in Einzelfällen keine Dauerbeeinflussung der Krankheit erzielt wird und das Rezidiv erfolgt. Darin ist die chronische Krankheit des Bindegewebes festgelegt.

*Ätiologie und Pathogenese sind ungeklärt.* Endokrine Störungen, Tuberkulose-Infektion, Lues und vieles andere wurden verantwortlich gemacht. Angio-trophoneurotische Schäden und Infektionen unklarer Genese wurden ursächlich angesehen. Die Infektionstheorie hat trotz allem die größere Wahrscheinlichkeit. Auch Toxoplasma-Infektion wurde wegen verdächtiger Befunde im SABIN-FELDMANN-Test vermutet. Häufiger soll Zeckenbefall bei den Kranken vorkommen, was Übertragung von Krankheitskeimen ermöglicht. Trotz aller Vermutungen ist die Ursache der Akrodermatitis atrophicans chronica unbekannt und ihre Ätiologie ungeklärt.

## 14. Elephantiasis und Myxoedema tuberosum
### als „lymphoretikuläre Kollagenose"

Es werden immer wieder, aber sehr selten schwere klinische Krankheitsbilder, vornehmlich bei Frauen beobachtet, die *unter dem Ordnungsbegriff des Myxoedema tuberosum zusammengefaßt* werden. Dieses *scheinbar selbständige Krankheitsbild* gewinnt insofern Bedeutung, als sich dabei Fettsucht, chronisches Ödem der unteren Extremitäten hauptsächlich und eindrucksvolle Hyperkeratosen nebeneinander finden und mit allgemeiner Wassersucht sowie dem Hauptsymptom Dysproteinämie vergesellschaftet sind. Die Krankheitsbenennung als „Myxödema" ist dabei insofern irreführend, als eine eigentliche primäre Hypothyreose tatsächlich nicht vorliegt. Ob thrombotische oder thrombophlebitische Krankheitsvorgänge für die Entwicklung der mehr oder weniger lokalisierten Elephantiasis bedeutsam sind, läßt sich ebenfalls nicht entscheiden, da der Krankheitsbeginn bisher nicht exakt untersucht und beobachtet werden konnte. Anatomische Beobachtungen lassen so viel erkennen, daß die Elephantiasis einerseits mit nachweisbaren Verlegungen der Lymphbahnen, insbesondere des Ductus thoracicus, andererseits auch mit nur relativ geringfügiger Induration der Lymphknoten ohne vollständige Verödung größerer Lymphgefäße einhergeht. Der Ausprägungsgrad der Elephantiasis zeigt damit nicht notwendig eine Parallele zum Grade der sogenannten lymphoretikulären Induration. Diese Feststellung gibt Anlaß, in pathogenetischer Hinsicht mechanische Faktoren einer Lymphbahneinengung nicht unbedingt an den Anfang der Überlegung zu stellen, wie das bei der durch Filariasis verursachten lokalisierten Ödematose der Fall ist. Man kann sogar umgekehrt fragen, ob nicht die indurierenden Veränderungen der Lymphknoten und Lymphgefäße resorptive Folge des chronischen Ödems sind.

Unter dem Eindruck einzelner Krankheitsbeobachtungen sind in den letzten Jahren mehrere Mitteilungen in der Literatur niedergelegt. Über das eigene Beobachtungsgut berichtete MEYER-HOFMANN in einer ausführlichen, durch Abbildungen ergänzten Veröffentlichung. Die Mitteilung MEYER-HOFMANNS nimmt kritisch unter gebührender Berücksichtigung der Mitteilungen von JUNGE, STIKKER, FÜLLEBORN, VOGEL, STITTS und LINKE Stellung. Hinsichtlich der dermatologischen Erscheinungen des Myxoedema tuberosum liegen ausführliche Untersuchungen von GOTTRON und KORTING vor, die in einer Strömungsverlangsamung in der terminalen Strombahn einen wesentlichen Faktor der Pathogenese erblicken. Diese Beobachtungen von GOTTRON und KORTING lassen darüber hinaus annehmen, daß Beziehungen zu Gefäßschäden, vornehmlich der Arteriolen im Sinne einer Endangitis obliterans oder im Sinne einer chronischen Endarteriopathie bestehen. Diese Auffassungen sind deswegen von besonderer Bedeutung, weil sie das „Myxoedema tuberosum" als Allgemeinerkrankung einordnen lassen, worauf auch MEYER-HOFMANN nachdrücklich hinweist (Abb. 23).

Nach *eigener neuer Beobachtung* wurden weibliche Kranke zwischen 35 und 70 Jahren schleichend innerhalb von vielen Jahren krank. Meist sind 5 oder 10 Jahre voraus Ödeme der unteren Extremitäten bekannt, die als Folge von „Thrombosen" erklärt werden. Im Laufe jahrelanger Beobachtung kommt es dann zu mehr oder weniger ausgeprägter Fettsucht und elephantiastischer Verdickung der unteren Extremitäten. Die partielle elephantiastische Aufschwellung der unteren Körperhälfte steht oft im Gegensatz zu der vergleichsweise „mageren", manchmal aber tatsächlich kachektischen oberen Körperhälfte. Im Laufe der Zeit kommt es zu einem unaufhaltsamen Kräfteverfall und zum Siechtum. Daß es sich nicht um eine an die unteren Extremitäten gebundene Elephantiasis handelt, zeigt die schleichende Ausbildung von Aszites, was ebenso auf die Allgemeinkrankheit hinweist wie die Dysproteinämie mit Hypoproteinämie, Hypalbuminämie und Verminderung der Alpha-Globuline bei Vermehrung der Gamma-Globuline. Dementsprechend ist die starke Beschleunigung der Blutsenkungsgeschwindigkeit zu verstehen (Abb. 24 und 25).

Die Schwellung der unteren Körperhälfte der bedauernswerten, zu Siechtum und völliger Hilflosigkeit verurteilten Kranken nimmt in Einzelfällen monströse Ausmaße an, wie Abb. 23 mit der vergleichsweise normalen Hand zeigt.

Neben den myxödematösen Merkmalen sind besonders noch die „tuberösen" Veränderungen bemerkenswert und typisch. Es kommt im Verlaufe von Jahren zu warzig-hyperkeratotischen Hautveränderungen, die vorzüglich die obere und untere Extremität in ganzer Ausdehnung, aber auch den Fußrücken befallen können. Die Haut über der myxödematösen Extremität ist warzig-höckerig, derb und hartstachelig wie über einem ledernen Panzer. Die Haut näßt und gelegentlich werden die „Hyperkeratosen" wie grobe Schuppen unter Hinterlassen einer nässenden Wundfläche abgestoßen. So ist es verständlich, daß eine Neigung zu sekundärer Entzündung und zu Erysipel resultiert. Manchmal greifen diese Veränderungen wie das Ödem bis auf die Bauchhaut über.

Berücksichtigt man die oft kolossale Fettsucht der Kranken und die mehr oder weniger larvierte feuchte Herzinsuffizienz, so rundet sich das Bild der schweren Krankheit ab.

Die Verdickung der Haut erfolgt, wie histologische Studien zeigen, zu einem nicht unwesentlichen Teil durch Vermehrung des kollagenfaserreichen Gewebes, abgesehen von der Lymphstauung mit bindegewebiger Obliteration von Lymphbahnen und Ductus thoracicus sowie lymphoretikulärer Induration in den Lymphknoten.

Die *schwere Krankheit*, die sich im Verlaufe von vielen Jahren entwickelt und aus harmlosen Anfängen zu einem völligen Siechtum mit tödlichem Ausgang führt, ist im Beginn nicht in der Tragweite ihrer Bedeutung zu erfassen und wird erst im Endstadium als das besonders bemerkenswerte Krankheitsbild registriert, in deren *Pathogenese* zweifellos die *lymphoretikuläre Entzündung*, wie es Studien von NORDMANN und MÄDER am eigenen Krankengut erweisen, eine besondere Rolle spielt. Jedenfalls haben diese Krankheitsbilder nichts mit der sogenannten Elephantiasis arabum zu tun, da entsprechende Befunde und die Voraussetzungen für eine Filaria-Infektion in keinem Falle gegeben sind, wie es die in jedem Falle durchgeführte pathologisch-anatomische Untersuchung der von uns beobachteten Kranken erweist.

## 15. Differentialdiagnose der Kollagenkrankheiten

In dem Abschnitt „Praxis der Lehre der Kollagenkrankheiten" wurde schon versucht, die Vielseitigkeit und Vielfältigkeit der klinischen Krankheitsbilder aufzuzeichnen. Es ist gleichbedeutend der Tatsache, daß viele dieser Krankheitsbilder klinisch überhaupt nicht erfaßt, fehlgedeutet oder anders benannt werden, ohne zu einem rechten Bild gekommen zu sein. *Trotz aller Fortschritte der klinischen Diagnostik und vielfältiger Spezialuntersuchungen wird man immer wieder hilflos Kranken gegenüberstehen, die schwer krank mit hohem Fieber oder subfebrilen Temperaturen sind, hochgradige Senkungsbeschleunigung aufweisen und doch keine richtunggebenden Symptome erkennen lassen, selbst wenn man sie über längere Zeit beobachtet.* Manche Fälle lassen sich im weiteren Verlauf durch Wechsel der Krankheitserscheinungen klären, manche „in einer Fingerspitzen-Diagnose" nach Art der „Top Diagnosis" der Angelsachsen vermutungsweise einordnen, andere wird erst der Pathologe deuten und viele bleiben – mit und ohne Sektionsbefund – ungeklärt. Solche Fälle sind, abgesehen von den Kollagenosen, gar nicht selten. Aber auch die Kollagenosen unter Einschluß der Periarteriitis nodosa und des Lupus erythematosus acutus sind viel häufiger als ihre Diagnose. Man muß daher über die klinischen Diagnosemöglichkeiten hinaus auch unter Berücksichtigung des versuchten Nachweises von Lupus-erythematosus-Zellen gelegentlich auf die Probeexzision eines Hautstückes oder eines Muskelpartikels zurückgreifen.

Differentialdiagnostische Betrachtungen (SCHOEN) müssen bei *symptomenarmen chronischen Fieberzuständen mit Dysproteinämie* erwogen werden, die sich allerdings in Einzelfällen pathogenetisch aufklären lassen, aber oft auch „ungeklärt" bleiben, so daß eine einigermaßen überzeugende Diagnose überhaupt nicht nominell gestellt wird. Als differentialdiagnostisch zu beobachtende Krankheiten, die aber oft nur schwer zu erkennen sind, kommen *Toxoplasmose* als Rarität, *Endocarditis lenta* (unter Berücksichtigung der LIBMAN-SACKS-Endocarditis), *Cholangitis lenta* (BINGOLD) und schließlich die *Endophlebitis hepatica* in Frage. Gerade die Erkennung der letzteren als äußerst seltenes Krankheitsbild ist wohl immer Diagnose des Pathologen. TISCHENDORF berichtete über einen solchen Fall von Endophlebitis hepatica, der durch den Nachweis metaplastischer Blutbildung einschließlich Megakaryozytogenese im Leberpunktat gekennzeichnet war. SCHOEN beobachtete eine hämolytische Anämie mit Leber- und Milzschwellung, die sich pathologisch-anatomisch als Endophlebitis hepatica erwies. Auch *Polyglobulie polyzythämischen Ausmaßes* überdeckt das Bild der Endophlebitis hepatica. Auch die *akuten, vornehmlich die subleukämischen und „agranulozytotischen" Leukämien* vom Typ der verschiedensten Blastosen sind zu beachten. Das gilt auch für die anderen Hämoblastosen wie Lymphogranulomatose und Lymphosarkomatose und vor allem für das dysproteinämische Plasmozytom. Selbst *echte Geschwülste* mit hohem Fieber während der Tumor-Streuung können unklare Fieberzustände mit Dysproteinämie bewirken. Differentialdiagnostisch müssen Dermatomyositis und Trichinose auseinandergehalten werden, zumal hohe Eosinophilie beiden Krankheiten gemeinsam sein kann. Die Dermatomyositis als Prototyp der Kollagenose ist sogar oft mit bösartigen Tumoren vergesellschaftet. Besondere differentialdiagnostische Bedeutung hat gegenüber den Kollagenosen und ihren Endzuständen die sogenannte „*toxische Nephrose"*, die als akut-nephrotisches oder akut-urämisches Symptombild über alles hinwegtäuschen kann. Ein Synonym ist der Begriff des *hepato-renalen Syndroms* mit Subikterus, Oligo-Anurie, zunehmender Rest-N-Steigerung, schließlich tiefer Benommenheit und meist tödlicher Krankheit. NORDMANN beschrieb als Pathologe den Begriff der toxischen Nephrose, während WOLLHEIM erstmals diese als *tubuläre Insuffizienz* und LUCKÉ schon früher sie als *"Lower Nephron Nephrosis"* bezeichnete. Gerade diese Differentialdiagnose drängt sich uns für die Endphasen der Kollagenosen auf, zumal NORDMANN in drei Jahren im Krankengut des Inneren (Prof. Dr. TISCHENDORF) und der chirurgischen (Prof. Dr. KNEPPER) Abteilung dieses Krankenhauses in 50 Fällen aus wechselvollsten klinischen Befunden die anatomische Diagnose der toxischen Nephrose erweisen konnte. Trotz ungemeiner Weitung des Blickes ist die Abgrenzung kollagenotischer Endphasen und der toxischen Nephrose *in der Klinik sehr schwierig.*

Man muß sich jederzeit vor Augen führen, daß sich unter dem Leitsymptom des chronischen fieberhaften Zustandes mit Dysproteinämie eine Reihe ätiologisch sehr verschiedenartiger Krankheiten verbergen, bei denen zumeist zu allerletzt oder gar nicht an Kollagenosen gedacht wird. Unter Wiederholung von Worten SCHOENS ist diese Feststellung kein Grund zur Resignation, sondern eine strenge Mahnung zur Bescheidenheit und „ein Hinweis darauf, daß die Laboratoriumsmedizin nur in sehr enger Zusammenarbeit mit der Klinik", d. h. besser unter Überwachung durch echte Kliniker richtig eingesetzt werden kann.

## 16. Therapie der Kollagenkrankheiten

*Ebenso problematisch wie die Pathogenese ist die Therapie* der sogenannten Kollagenosen im weitesten Sinne der Begriffsbestimmung. Sieht man in den Kollagenosen Krankheiten des „interstitiellen Gewebes und seiner Säfte", so ist es der nächste Schritt von der „Therapie des Zwischenraumes" zu sprechen. Wie wenig das dem Kundigen sagt und welche Kenntnis es vortäuscht, ist jedem Kenner des Problems klar. Von der hypothetischen Therapie des Zwischenraumes gar auf die Kollagenosen-Pathogenese zurückzuschließen, ist ebenso falsch wie die Annahme, bei Kollagenosen grundsätzlich helfen zu können. Die Therapie ist nicht sehr wirkungsvoll und bei der Krankheitsgruppe Sklerodermie-Dermatomyositis überhaupt ohne jede Wirkung. Sie beschränkt sich eigentlich nur auf symptomatische Anwendungen. *Der übertriebene Glaube an die therapeutischen Auswirkungen der Laboratoriumsbefunde ist dabei gewiß nicht Schuld der Experimentatoren, sondern nur zu oft derer, die die Ergebnisse zu interpretieren und im medizinischen Gebiet auf die Klinik zu übertragen versuchen.* Das gilt in besonderem Maße für Cortison und Cortisonderivate, deren Anwendung unter dem Eindruck der Forschungen SELYES von der akuten rheumatischen Infektion auf die chronischen Verlaufsformen, aber überhaupt auf alle Krankheiten, bei der die Symptomatik „fließt", so auch auf die Kollagenosen, übertragen wurde. Aber auch Schädigungen und CUSHING-Syndrom sind bei unkritischer ungehemmter Anwendung gegeben. Daneben sind alle „Antirheumatika" anzuwenden. So ist das Bild der Therapie wechselvoll und äußerst vielseitig – polypragmatisch – mit guten und Schatten-Seiten. Die Therapie der Kollagenosen setzt sehr gute Kenntnisse, pathogenetisches Verständnis in besonderem Maße, Kritik und nochmals Kritik voraus. Die Therapie-Scala reicht von ACTH, Cortison und Cortisonderivaten, Butazolidin, Resochin, Gold bis zum Zytostatikum N-Lost (in schwierigen Einzelfällen) und sollte niemals die probaten Mittel der Bäder und Packungen, die Anwendung von Peloiden, Thermalwässern und anderen mehr außer acht lassen. Die althergebrachten, äußerlichen antirheumatischen Wirkungen sind sehr wertvoll und ermöglichen Überbrückung der Zeit und „neue Maßnahmen". Jedoch die *Herdsanierung* ist zwecklos und ohne Effekt, insofern man nicht *Spontanremissionen* aus Unkenntnis fehldeutet. Sie wird in der „laienhaften" Anwendung der Zahnsanierung und Tonsillektomie mehr und mehr in Vergessenheit geraten. Die gezielte Anwendung der Röntgen-Bestrahlung bei primär-chronischer Polyarthritis ist in manchem Krankheitsstadium und vornehmlich in Einzelfällen wirkungsvoll. Jedoch sollte man nicht der suggestiven Wirkung der bescheidenen radioaktiven Strahlung in der Luft des BÖCKSTEINER-Stollens oder der Radioaktivität von Thermalquellen unterliegen. Wichtiger sind die grundsätzlichen klimatischen Milieuänderungen (Hochgebirge, trocknes heißes Klima Ägyptens und Südafrikas) und magere Ernährung. Gerade der fettarmen Kost scheint wie überhaupt bescheidener magerer Ernährung gewisse Bedeutung beizukommen. Häufig sind die kollagenotischen Syndrome mit Leukopenie, funktioneller Agranulozytose und sekundären larvierten oder septischen Infekten gekoppelt. Die Nutzanwendung von *Antibioticis*, vornehmlich von Penicillin und Tetracyclin, aber auch von anderen mit Ausnahme der Leukopenie bewirkenden Chloromycetins ist dabei von Zeit zu Zeit notwendig. Auch Sulfonamide können ihre Dienste tun. Vor kritikloser Bluttransfusion wird energisch gewarnt (TISCHENDORF).

1. *ACTH.* 3–4 Tage täglich 40–100 mg zur Einleitung und intermittierend im Verlaufe der Cortisonmedikation. Die abschließende ACTH-Anwendung nach langer Cortison- oder Cortisonderivat-Anwendung ist problematisch.

2. *Cortison* – täglich 25 mg über längere Zeit. Es ist heute praktisch durch *Hydro- und Dehydrocortison* ersetzt. Vom Prednison bzw. Prednisolon (unter verschiedenen Firmennamen) gibt man

täglich nach Einleitung mit kurzzeitiger höherer Dosierung 5–10 mg per os.

3. *Butazolidin* kann nach umfangreichen eigenen (MÜLLER) Studien fast uneingeschränkt mit sehr guten antipyretischen und Anti- „kollagenotischen" Effekten gegeben werden. Agranulozytose wurde niemals bis zum heutigen Tage beobachtet. Man gibt 2–3 Tabletten täglich über Wochen und Monate, intermittierend pausierend. Man kann vorübergehend Butazolidin in Mengen von 3 ccm täglich intramuskulär injizieren.

4. *Pyramidon* ist unseres Erachtens weniger angezeigt. Vielleicht ist es Ausdruck einseitiger Betrachtung. Es ist aber ebenso anwendbar wie Irgapyrin (mit dem Pyramidon-Lösungsmittel Butazolidin).

5. Auch *N-Lost* ist vornehmlich bei primär-chronischer Polyarthritis *in üblicher Dosierung empfohlen worden*. Besonders gut verträglich ist das Asta-Präparat Sinalost. Jeden 4. Tag etwa oder in noch größerem Zeitabstand gibt man pro Injektion 2,5 mg intravenös bis zur Gesamtmenge von höchstens 30 mg. (Agranulozytose!)

6. Zur Behandlung „hyperergischer" Krankheiten wird neuerdings das *Resochin* empfohlen. Es ist das *Chloroquin-Sulfat* des englischen und französischen Sprachgebietes. Mit Chloroquin soll sehr oft eine „rasche" – was wir nicht bestätigen können – Besserung eintreten (FULD). Vor allem sollen erhöhte Temperatur, Haut- und Gelenkerscheinungen abklingen und sich die Blutsenkung signifikant, aber nur vorübergehend verlangsamen. Anfangs werden meist 200 mg, d. h. tägl. 2 Tabletten, und später über Monate (bis zu 10 Monaten) täglich 1 Tablette gegeben. Nach Absetzen des Mittels sollen die Krankheitserscheinungen erneut auftreten und unter neuerlicher Resochin-Medikation wieder für eine Zeit verschwinden.

7. Besonders zu erwähnen und vor allem bei der primär-chronischen Polyarthritis versucht ist die *Gold-Therapie,* die wohl am wirkungsvollsten in Form der intramuskulären Anwendung gebraucht wird. Man muß sehr individuell dosieren und auf die toxische Agranulozytose achten. Die Gesamtdosis variiert erheblich (zwischen 2 und 6 g). Von der Dosis 0,01 und der Dosis 0,025 gibt man ein- bis zweimal wöchentlich steigernd eine Injektion, „bis allgemeine Reaktionen" auftreten, die ähnlich schon krankheitsbedingt vorhanden sind. Dann steigert man auf 0,05 und schließlich auf 0,1 pro Injektion. Äußerste Vorsicht ist geboten. Aber der therapeutische Nutzen ist unbestreitbar und oft eindrucksvoll.

8. Körperliche Bewegung so viel als möglich im Rahmen *physikalischer Therapie*.

# Anhang

Abbildungen 1–25

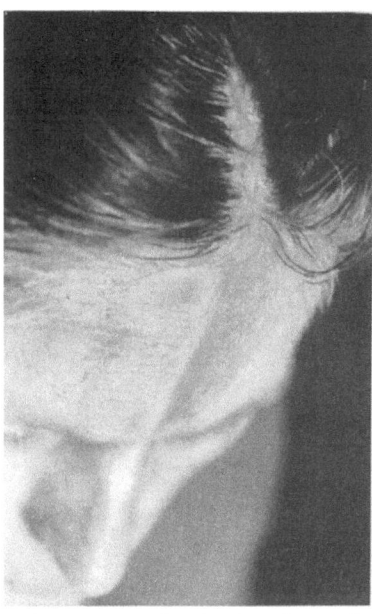 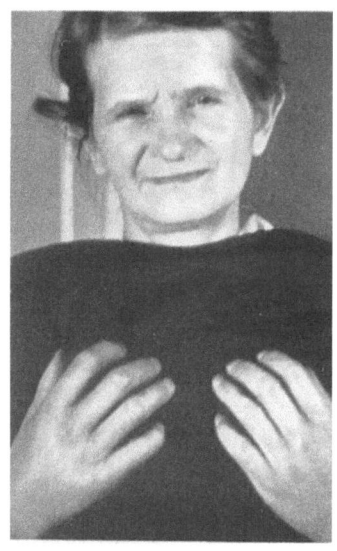

Abb. 1. Frauenkopf mit „Coup de Sabre" (lokalisierte sklerodermieartige, aber genetisch nicht gleichzusetzende Säbel-Narbe zwischen Stirnhaar-Grenze und Nasenrücken)

Abb. 2. Sklerodermie an Gesicht und Händen (in Beugestellung „klauenartig" verharrende Finger infolge der Sklerodermie; das Gesicht zeigt „lachelnden Ausdruck" mit Verhärtung der Nasolabialfalten bis zum Kinn; daneben sind Schluckbeschwerden infolge schrumpfender Glossitis und Osophagitis-Narben zu beachten)

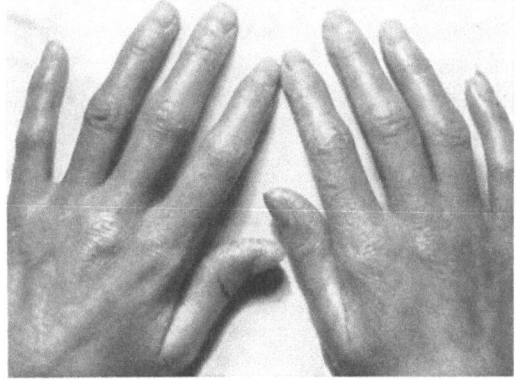

Abb. 3. Sklerodermie-Hände (Hautatrophien mit dünner, glänzender Haut und leichter Beugehaltung der Finger)

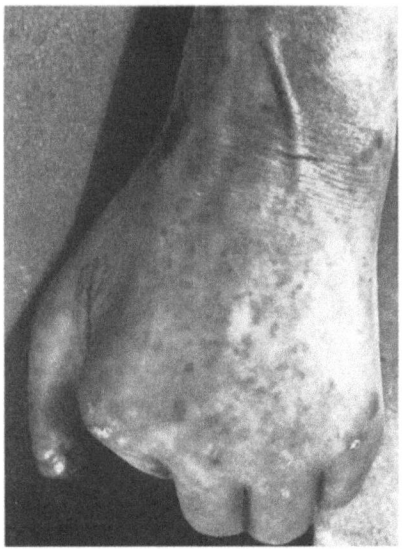

Abb. 4. Sklerodermie-Hand (abgesehen von der Hautverdünnung mit Glanz und Venenzeichnung ist die osteolytische Atrophie des Daumenendgliedes zu beachten)

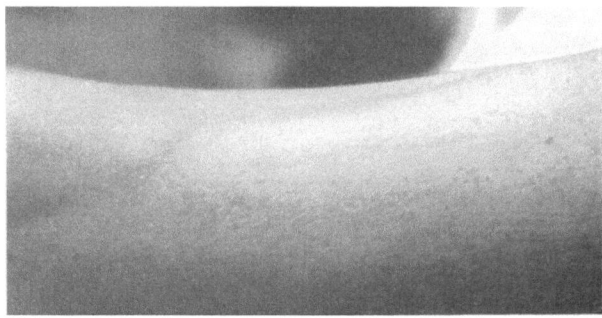

Abb. 5. Venenulcus bei beginnender Sklerodermie (Unterarm-Ellen-Beugeseite)

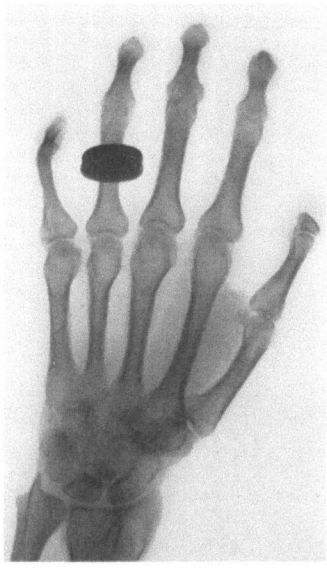

Abb. 6. Akroosteolyse bei Sklerodermie (fortschreitende Osteolyse der Fingerskelett-Endglieder)

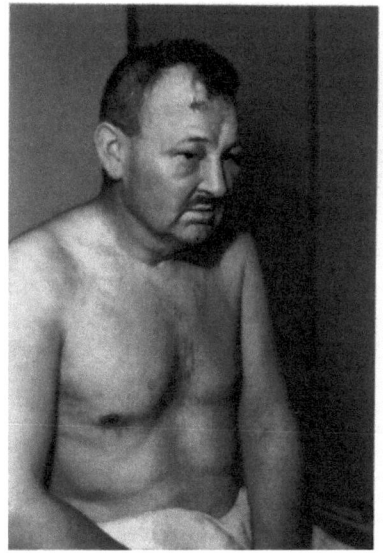

Abb. 7. Dermatomyositis (Ödem des Kopfes und des Brustkorbes mit ausgesprochenem Lidödem und lokalisierten dermatitischen Hautrötungen)

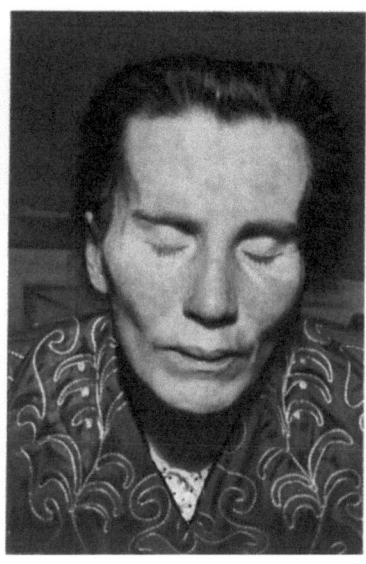

Abb. 8. Lupus erythematosus-Gesichtsausdruck (schmetterlingsformige Hautveränderungen am Nasenrücken, an den Wangen und am Kinn. Sie sind auch fleckförmig an der Stirn ausgebreitet)

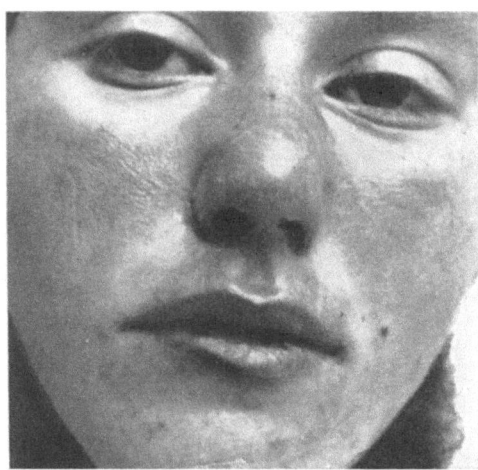

Abb. 9. Lupus erythematosus-Gesichtsausdruck (typische schmetterlingsformige, scharf abgegrenzte Sonnen-Licht-sensitive Hautveränderungen an den Wangen, der Nase und am Kinn)

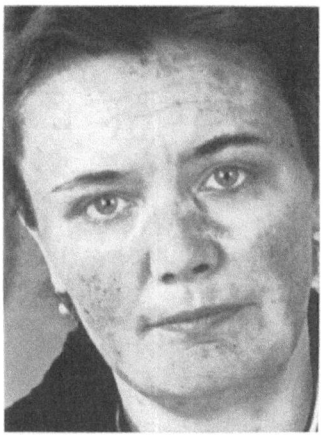

Abb. 10. Gesichtsausdruck bei subakutem Lupus erythematosus (lupös-livide Hautinfiltrate am linken Nasenrücken, an den Wangen; an Stirn und Kinn knotenförmig)

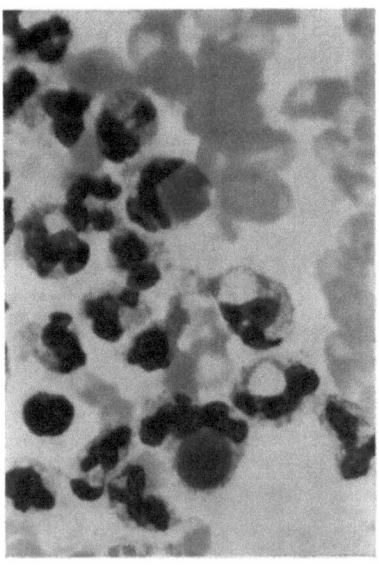

Abb. 11. Lupus-erythematosus-Zellen (Leukozytenrosette mit plasmatischer degenerativer Vakuolisierung und zwei typischen L.E.-Zellen)

## Anhang

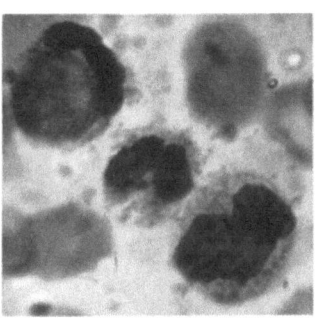

Abb. 12. Lupus-erythematosus-Zelle (der obere Leukozyt zeigt den typischen Plasma-Einschluß mit Randverdrängung des Kernes)

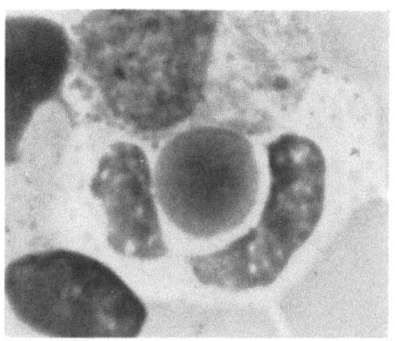

Abb. 13. Typische L.E.-Zelle

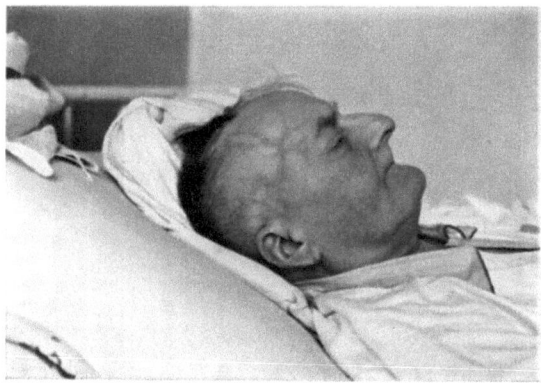

Abb. 14. Temporal-Arteriitis (entzündete und gerötete Temporalarterie mit ihren Ästen bei gleichzeitiger Neigung zu entzündlicher Thrombosierung)

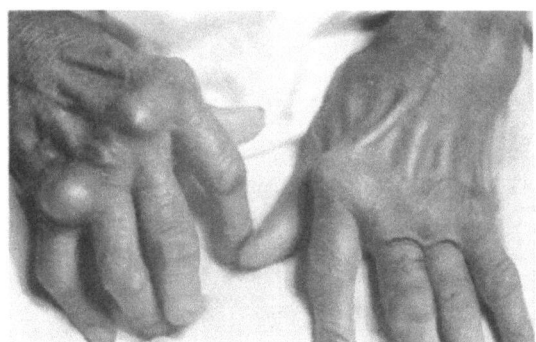

Abb. 15. Primär-chronische Polyarthritis (hochgradige Hand-Fingergelenk-Veränderungen mit Dislokalisationen, „Rheuma-Knoten" und lateraler Fingerabwinkelung im Sinne der „main thalamique")

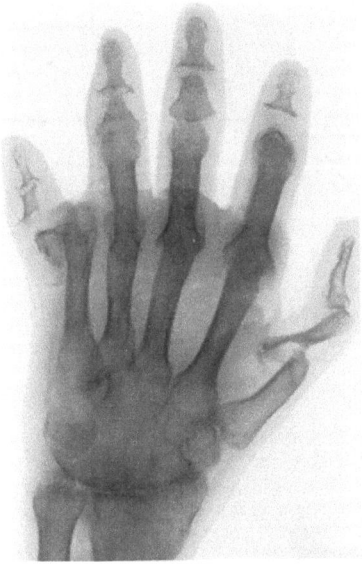

Abb. 16. Osteolyse mit hochgradigen Subluxationen bei Arthrosis mutilans (fortschreitende Osteolyse vornehmlich der mittleren Phalangen am Hand- und Fußskelett)

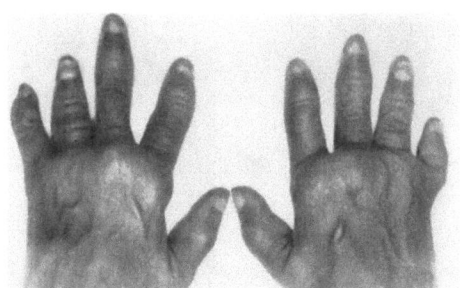

Abb. 17. Fernrohr-Fingerbildung bei
Arthrosis mutilans

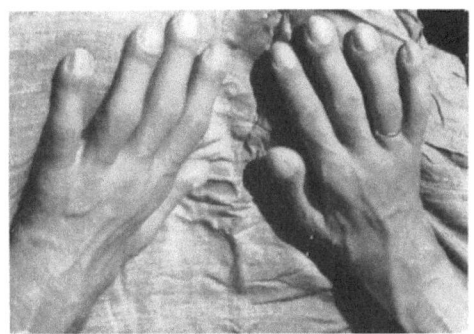

Abb. 18. Osteoarthropathie hypertrophiante
(mit Hyper-Periostose und „primär-chronischen" entzündlichen Gelenkveranderungen
an Finger-, Zehen- sowie Fuß- und Handgelenken)

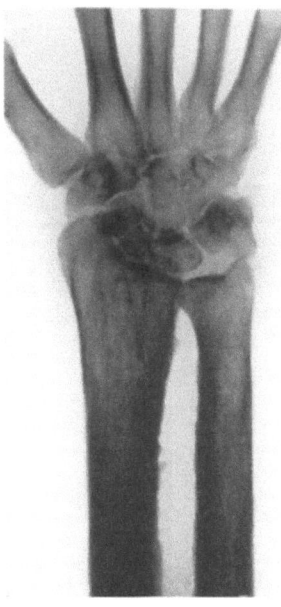

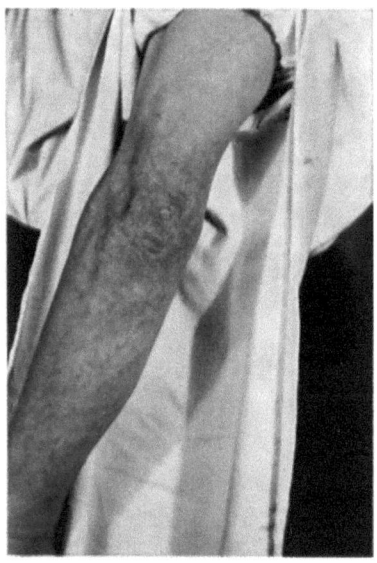

Abb. 19. Hyperperiostose an Radius und Ulna bei Osteoarthropathie hypertrophiante

Abb. 20. Akrodermatitis atrophicans (pergamentartige Hautverdünnung mit eigenartiger Rötung, auffälliger Venenzeichnung und Merkmalen der „Dermatitis". Lieblingslokalisationen an den Ellbogen, an Streckseite von Ober- und Unterschenkel, an den Knien)

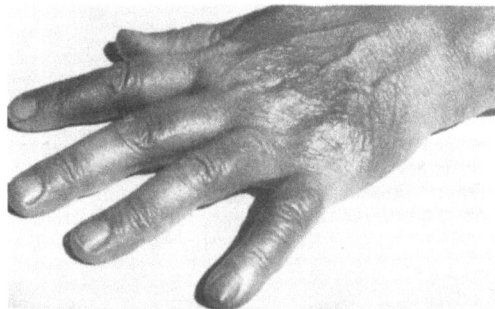

Abb. 21. Akrodermatitis atrophicans (typische Lokalisation am Handrücken mit Rötung, Hautverdünnung und deutlicher Venenzeichnung, die der Hautrötung den lividen Ton gibt)

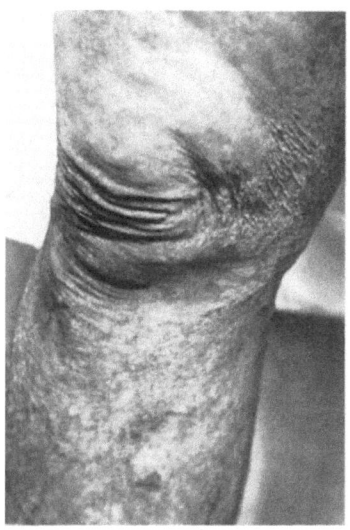

Abb. 22. Akrodermatitis atrophicans (Knie- und Unterschenkel-Streckseite)

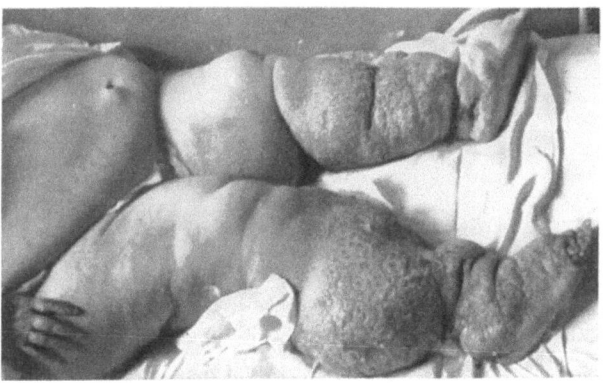

Abb. 23. Myxoedema tuberosum (extreme Ödeme mit Hyperkeratosen an beiden Unterschenkeln sowie Aszites und Oberschenkelödem). (Man vergleiche die Hand!)

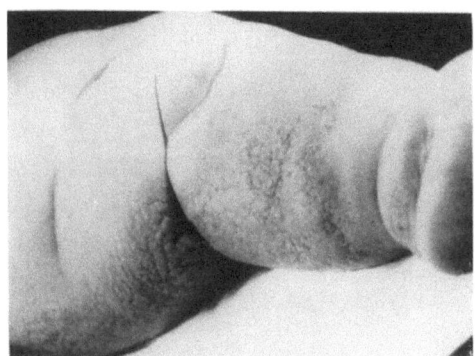

Abb. 24. Myxoedema tuberosum (rechter Unterschenkel)

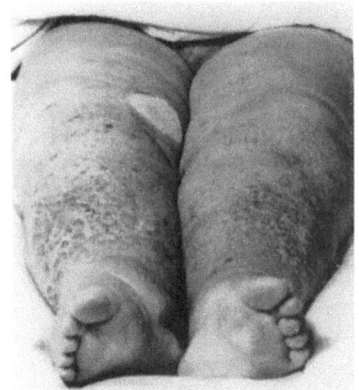

Abb. 25
Myxoedema tuberosum mit allgemeiner Dysproteinämie, mit hochgradigen Ödemen und Ergüssen in die Körperhöhlen sowie mit Hyperkeratosen (lokal an den Unterschenkeln)

# Literatur

(Kursive Titel bezeichnen Arbeiten mit Literatur-Übersichten)

ASBOE-HANSEN, G., Les recherches modernes sur le tissu conjonctif et leurs relations à la clinique. Arch. rheum. Scand. **1,** 2, 81 (1954).
BENEDEK, T., Rheumatoid Arthritis and Psoriasis vulgaris. (Chicago 1955).
F. WASSERMANN, JORPES, E., u. I. YAMASHINA, GLYNN, E., u. C. A. READING, E. SCHÜTTE, F. C. MCLEAN, O. HÖVELS). Chemie und Stoffwechsel von Binde- und Knochengewebe (Berlin-Göttingen-Heidelberg 1956) (Colloquium Ges. Physiol.)
BOCK, H. E., Bedeutung der allergischen Pathogenese bei der Arteriitis. Verh. Dtsch. Ges. Inn. Med. **60,** 391 ff. (München 1954).
—, Med. Klin. **50,** 617 (1955).
*Bulletin on Rheumatic Diseases.* The Ninth International Congress (Publ. Rheumat. Foundation) (New York 1957).
CHRISTIANSON, H. B., BRUNSTING, L. A., u. H. O. PERRY, Komplikationen der Dermatomyositis und ihre Behandlung. Arch. Dermat. **74,** 581 (1956).
CURRIE, J. P., Butazolidin. Docum. rheum. Geigy **5** (1954).
DE FOREST, G. K., MUCCI, M. B., BOISVERT, P. L., Amer. Med. J. **1956,** 21, 897.
DOERR, W., Entzündung und Degeneration. Dtsch. med. Wschr. **1957,** 18, 685.
EDSTRÖM, G., Wiederherstellung der Arbeitskapazität chronischer Rheumatiker. Docum. rheum. Geigy **4** (1954).
EHRICH, W. E., *Nature of Collagen Diseases.* Amer. Heart J. **43,** 1, 121 (1952). (Literatur-Übersicht).
FALLET, G., u. R. SARASIN, Radiologie des Handgelenkes bei rheumatischen Erkrankungen des Erwachsenen. Docum. rheum. Geigy **7.** (1955).
FLASCHENTRÄGER u. LEHNHARTZ, Die Stoffe, 751 ff. (Berlin-Göttingen-Heidelberg 1951).
FREY, E., Handbuch Inn. Med. 8 (Berlin-Göttingen-Heidelberg 1951).
FRUMES, G. M. und H. M. LEWIS, Light-sensitive Seborrheid. Arch. Dermatol. **75,** 2 (1957).
FULD, H., Rheumatism J. **14,** 12, (1958).
GAMP, A., LINDEMANN, K., SCHALLOCK, G., SCHOGER, G. A., STRNAD, F., u. W. H. WEISSWANGER, Die Osteoarthrosen (Der Rheumatismus, Bd. 31). (Darmstadt 1957).
GOOD, R. A., ROTSTEIN, J., u. W. MAZZITELLO, Gammaglobuline bei rheumatoider Arthritis. J. Laborat. Clin. Med. **49,** 343 (1957).
GROSS, H., Klinik und Pathogenese der Dermatomyositis. Dtsch. Arch. klin. Med. **198,** 742 (1951).
GRUBER, G. B., Zbl. Herz- Gefäßkrkh. **9,** 45 (1917).
—, Regensburger Jb. Ärztl. Fortb. **1951,** 2.
HANSEN, K., Verh. Dtsch. Ges. Inn. Med. **60,** 428 (München 1954).
HARTMANN, F., Wirkungen von Nebennierenrindensteroiden auf gesundes und krankes Bindegewebe. Dtsch. med. J. **1954,** Nr. 11/12, 321.
HAUSER, W., *Zur Kenntnis der Akrodermatitis atrophicans.* Habil. Schrift (Würzburg 1954).

HENCH, P., Cortison, Hydrocortison und Corticotropin bei primär-chron. Polyarthritis. Docum. rheum. Geigy **5** (1954).
HOGG, G. R., Congenital acute Lupus erythematosus. Amer. J. Clin. Path. **28** (1957) 648.
HORNSTEIN, O., Erythema annulare rheumaticum. Hautarzt **1958**, 3. 120.
HORNSTEIN, O., u. H. SCHUERMANN, Rheumatismus der Haut. in: Dermatologie und Venerologie. Herausgeber GOTTRON, H., u. W. SCHÖNFELD. (Stuttgart 1958).
ISEMEIN, L., FOURNIER, A. M., et al., *La Polyarthritite chronique évolutive*. (Paris 1956).
KILLMAN, S. A., Acta rheum. Scand. **3**, 209 (1957).
KLEINSORGE, H., u. G. THIELE, Akroosteolyse. Dtsch. med. Wschr. **1956**. 45, 1783.
KLEMPERER, P., Amer. J. Path. **26**, 505 (1950).
KUZELL, W. C., u. G. P. GAUDIN, Gicht. Docum. rheum. Geigy **10**. (1956).
LOHSE, R., Zur klin. Diagnose der Periarteriitis nodosa. Dtsch. med. Wschr. **77**, 47 (1952).
LUCKÉ, L., Lower Nephron Nephrosis. Mil. Surgeon **99**, 371 (1949).
Lupus erythematosus. Dtsch. med. Wschr. **1955**, 6, 226.
Lupus Erythematosus. Proceedings of the Staff Meetings of the Mayo Lupus Erythematosus. Proc. Staff Meet. Mayo Clinic **27**, 409 (1952).
MANCKE, R., u. R. PEPER, *Problematik der Periateriitis nodosa*. Schweiz. med. Wschr. **1957**, 27, 918.
MARMONT, A., Beobachtungen über das sogenannte L.E.-Phänomen. Schweiz. med. Wschr. **43**, 1111 (1952).
MARTICKE, G., Gewebs- und Körpertemperaturen bei Schlammpackungen und Schlammteilbädern. Medizinische **1952**, 17.
MEHMEL, L., *Auftreten von Riesenzellarteriitis*. Z. Kreislaufforschg. **43**, 242 (1954).
MERTENS, H. G., E. ESSLEN u. W. PAPST, Die ocularen Myopathien. Nervenarzt. **1958**, 213.
MEYER-HOFMANN, G., Lokalisierte Elephantiasis und Myxoedema tuberosum. Dtsch. med. Wschr. **41**, 1641 (1956).
MIESCHER, P., Immunhamatologie der Thrombocyten und Leukocyten. Erg. Inn. Med. Neue Folge **7**, 170, 195 (1956).
MIESCHER, P., u. K, O. VORLAENDER, Immunpathologie (Stuttgart 1957).
MOENICH, O., Dissertation (Marburg 1947).
MÜLLER, K., Vermeidung der Gefahren bei Behandlung von Thrombosen und Myokardinfarkten mit Antikoagulantien durch erfolgreiche Anwendung von Butazolidin. Schweiz. med. Wschr. **21**, 617 (1957).
—, Die Wirkung des adrenocorticotropen Hormons ACTH bei erworbenen hämolytischen Anämien, Agranulocytosen, Thrombopenien und lymphosarkomatosen Leukämien. Dtsch. med. Wschr. **44**, 1622 (1954).
NEUMANN, D., Toxische Nephrose. Dtsch. med. Wschr. 1. 25, 1954).
NORDMANN, M., Toxische Nephrose. Zbl. Path. **1952**, 88.
O'LEARY, A., L. A. BRUNSTING, A. H. BAGGENSTOSS, M. M. HARGRAVES, H. E. MICHELSON,
PFISTER, R., u. E. NAGELE, *Progressive Sklerodermie*. Erg. Inn. Med. Neue Folge **7**, 244 ff. (Berlin-Göttingen-Heidelberg 1956).
RANDERATH, E., *Allergische Pathogenese der Arteriitis*, Verh. Dtsch. Ges. Inn. Med., S. 359 ff. (Munchen 1954).
REUBI, E., Tubuläres Nierensyndrom. Erg. Inn. Med. Neue Folge **9** (1958).

Rheumatism, Leading Article: Brit. Med. J. **1949,** 4620, 221. New Problems of Rheumatism.
VII Congrès International Maladies Rhumatismales. Med. Hyg. **1953.**
Rhumatologie Européenne, Revue critique de la littérature 1953–1956 (Zusammengef. Literatur-Übersicht. (Brüssel 1957).
RUPPLI, H., u. R. VOSSEN, Nebenwirkung der Hydantoinkörpertherapie unter dem Bilde eines viszeralen Lupus erythematosus. Schweiz. med. Wschr. **51,** 1555 (1957).
SAATHOFF, J., u. H. KÜSEL, Leukozytenagglutination bei Pyramidonagranulocytose, Lupus erythematosus und einem chronischen Rheumatismus. Dtsch. Arch. klin. Med. **21,** 229 (1954).
SARRE, H., Allergische Genese bei der Arteriitis. Verh. Dtsch. Ges. Inn. Med. 413 ff. (München 1954).
SELYE, H., Brit. Med. J. **1950,** 4667, 183.
SEYFARTH, H., Gelenkergüsse und Gelenkresorption (Lit). (Leipzig 1956).
SIEGENTHALER, W., u. R. HEGGLIN, Lupus erythematosus. Dtsch. med. Wschr. **1957,** 18, 698.
—, —, Der viszerale Lupus erythematosus disseminatus. Erg. Inn. Med. Neue Folge **7,** 373 ff. (1956).
Sklerodermie. Zur Pathogenese und Therapie. Dtsch. med. Wschr. **1957,** 28, 1170.
SLOCUMB, A., Proc. Staff. Meet. Mayo Clin. **32,** 9 (1957).
STROEBE, KAPOSI-LIBMAN-SACKS-Syndrom Tg. Nordwest. Dtsch. Ges. Inn. Medizin, 50. Tg. Hamburg (1957).
SCHOEN, R., Beziehungen zwischen Endocarditis rheumatica und lenta. Z. Rheumaforschg. **10,** Nr. 1/2 (1951).
—, Symptomenarme chronische Fieberzustände mit Dysproteinämie. Med. Klin. **1957,** 17, 689.
—, Wege zur Prophylaxe des entzündl. Rheumatismus. Dtsch. med. Wschr. **1955,** 22, 839.
—, Zur Klinik und Pathogenese der Kollagenkrankheiten. Münch. med. Wschr. **38,** 1409 (1958).
SCHOEN, R., und W. TISCHENDORF, Klinische Pathologie der Blutkrankheiten. (Stuttgart 1950).
—, —, Krankheiten der Knochen, Gelenke und Muskeln, Handbuch Inn. Med. VI, 1. (Zusammengef. Literaturübersicht) (Berlin-Göttingen-Heidelberg 1954).
SCHLÜTZ, M. Dermatomyositis. Med. Ges. (Bremen 1946).
SCHUERMANN, H., Dermatomyositis. Erg. Inn. Med. N. F. **10,** 427 (1958).
—, Zur Kenntnis der Dermatomyositis. Arch. Dermat. Syph. **190,** 284 (1950).
SCHUERMANN, H., u. W. HAUSER, HARGRAVES-HASERICK-(L.E.-)Zelle. Hautarzt. **12,** 557 (1950).
SCHULTZE, H., E. SCHWICK, G. u. H. VASTERS, Nachweis von Antistreptolysin O mit stabilen Trockenantigen. Lab. Bl. Behringwerke **1,** 1 (1954).
SCHULZE, G., Das Lipoidsyndrom und die essentielle Hyperlipaemie. Erg. Inn. Med. N. F. **10,** 52 (1958).
TISCHENDORF, W. Siehe SCHOEN, R. und W. TISCHENDORF.
—, Klinische Symptomatologie des akuten Rheumatismus und der chronisch-rheumatoiden Krankheiten. Dtsch. med. J. **1954,** Nr. 11/12, 324.
—, Hämolytische Anämien unter der Einwirkung atypischer Agglutinine und Hämolysine. Sang. **21,** 3, 232 (1950).
—, Dyproteinaemische Osteo-Arthro-Myopathien. Z. Rheumaforschg. **10,** Nr. 9/10, 302 (1951).

—, Die Bedeutung atypischer Agglutinine fur innere Krankheiten und hämatologische Syndrome. Dtsch. med. Wschr. **1949,** 15, 449.

—, Grenzen der Zytodiagnostik aus Gewebs- und Leberpunktaten (siehe Endophlebitis hepatica). Dtsch. med. Wschr. **1951,** Nr. 10, 300.

—, *Moderne Therapie der Anaemien.* (Stuttgart 1955).

TISCHENDORF, W., A. FRANK, M. WÓLKI und I. BLOHM, Untersuchungen zur Lebensdauer transfundierter Erythrocyten bei inneren Krankheiten und hamolytischen Syndromen. Zbl. ges. Inn. Med. **1950,** Nr. 9/10, 282.

TISCHENDORF, W., FRANK, A., u. W. PUNIN, Zur Agglutination sensibilisierter Hammelblutkörperchen durch Blutserum bei chronischer Polyarthritis. Z. Rheumaforschg. **10,** Nr. 5/6, 189 (1951).

TISCHENDORF, W., u. E. FRITZE, Zur Aggregationneigung der Leukozyten. Klin. Wschr. **1949,** 9/10, 170.

TISCHENDORF, W., und F. HARTMANN, Zur Dysproteinaemie bei reaktiven und blastomatösen Blutkrankheiten. Acta haemat. (Basel) **6,** F. 3. 140 (1951).

—, Makroglobinaemie (WALDENSTRÖM) mit gleichzeitiger Hyperplasie der Gewebsmastzellen. Acta haemat. (Basel) **4.** F. 6, 374 (1950).

VOIT, K., u. A. GAMP, *Der Rheumatismus.* (Stuttgart 1958).

WOLLHEIM, E., zit. NEUMANN, D.

# DER RHEUMATISMUS

Sammlung von Einzeldarstellungen aus dem Gesamtgebiet der Rheumaerkrankungen

Herausgegeben von Prof. Dr. R. S c h o e n - Göttingen

*Seit Kriegsende sind erschienen bzw. befinden sich in Vorbereitung:*

Band 3: **Spondylitis ankylopoetica (Morbus Strümpell-Marie-Bechterew)**
Von Prof. Dr. V. R. O t t - Bad Nauheim und Prof. Dr. H. W u r m - Wiesbaden. Zugleich 2. Auflage von K r e b s / W u r m „Die Bechterewsche Krankheit".
XII, 246 Seiten mit 137 Abb. 1957. Kartoniert DM 38,–.

Band 20: **Behandlung rheumatologischer Erkrankungen durch Anästhesie**
Von Doz. Dr. E. F e n z - Wien.
4. neubearbeitete Auflage, XI, 112 Seiten mit 18 Abb. 1955.
Kartoniert DM 12,–.

Band 31: **Die Osteoarthrosen**
Von Dr. A. G a m p - Bad Kreuznach, Prof. Dr. K. L i n d e m a n n - Heidelberg, ORMR Dr. G. A. S c h o g e r - Bad Münster a. St., Prof. Dr. F. S t r n a d - Frankfurt a. M. und Dr. W. M. H. W e i s s - w a n g e - Bad Homburg v. d. H.
VII, 178 Seiten mit 39 Abb. 1956. Kartoniert DM 20,–.

Band 32: **Klinik der Kollagenkrankheiten (Kollagenosen)**
Von Prof. Dr. W. T i s c h e n d o r f unter Mitarbeit von Dr. Kurt M ü l l e r - Hannover.
VII, 74 Seiten mit 25 Abb. (darunter 5 farb.). 1959.
Kartoniert DM 18,–.

Band 33: **Rheumatismus als Problem der experimentellen Medizin**
Von Doz. Dr. A. S t u d e r und Dr. K. R e b e r - Basel.
VIII, 138 S. mit 17 Abb. (darunter 1 farb.). 1959.
Kartoniert DM 24,–.

Band 34: **Statistische Untersuchungen zum kindlichen Rheumatismus**
Von Prof. Dr. U. K ö t t g e n und Dr. W. C a l l e n s e e - Mainz.
Etwa VII, 120 Seiten mit einigen Abb. und 60 Tabellen. 1959.
Kartoniert etwa DM 18,–.

*Die Sammlung wird fortgesetzt*

---

**DR. DIETRICH STEINKOPFF VERLAG · DARMSTADT**

# Zeitschrift für Rheumaforschung

Organ der Deutschen Gesellschaft für Rheumatologie, der Österreichischen Liga zur Bekämpfung des Rheumatismus und der Schweizerischen Gesellschaft für die physikalische Medizin und Rheumatologie

Herausgegeben von

Prof. Dr. R. Schoen
Göttingen

Prof. Dr. W. H. Hauss
Münster i. W.

Prof. Dr. V. R. Ott
Gießen / Bad Nauheim

Prof. Dr. K. Gotsch
Graz

*Die Zeitschrift erscheint jeden zweiten Monat mit einem Doppelheft im Umfang von 80 bis 96 Seiten. 12 Hefte bilden einen Band. 1959 erscheint Band 18. (Die seit Kriegsende erschienenen Bände 8 bis 12 (1949 bis 1958) sind noch lieferbar.) Preis halbjährlich 28,— DM. Mitglieder der Organ-Gesellschaften erhalten 20 % Nachlaß.*

Aus dem Inhalt der letzten Hefte:

L. Bakos u. Mitarb. - Budapest: Untersuchung der Komplementbindung mit Gewebeantigen bei Rheumakranken.

W. H. Fähndrich - Baden-Baden: Die degenerativen Gelenkerkrankungen in der Sicht des Internisten.

F. Krammer - Bad Schallerbach (Ob.-Öst.): Zwischenhirnstörungen und Rheumatismus.

W. Kuhlmann - Essen: Die Bedeutung von Darmstörungen für die Erkrankungen des rheumatischen Formenkreises.

R. K. W. Kuipers - den Haag: Der Gebrauch synthetischer Antimalariamittel bei primär chronischer Polyarthritis.

H. Mathies - München: Tierexperimentelle Untersuchungen zur hyaluronidasekeimenden Wirkung der Antirheumatika.

W. Otto - Leipzig: Der atypische Verlauf der Spondylarthritis ankylopoetica in Klinik und Röntgenbild.

V. R. Ott - Bad Nauheim: Zur klinischen Stellung der Spondylitis ankylopoetica.

G. A. Schoger - Münster a. St.: Beschwerden bei degenerativen Veränderungen an der Lendenwirbelsäule und ihre Therapie.

B. Schuler - Aachen: Die degenerativen Gelenkerkrankungen im Klimakterium.

H. Taube - Berlin: Rheumatismus aus der Sicht des Gutachters.

*Kostenlose Probehefte stehen auf Wunsch gern zur Verfügung*

---

**DR. DIETRICH STEINKOPFF VERLAG · DARMSTADT**

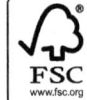

MIX
Papier aus verantwortungsvollen Quellen
Paper from responsible sources
FSC® C105338

If you have any concerns about our products,
you can contact us on
**ProductSafety@springernature.com**

In case Publisher is established outside the EU,
the EU authorized representative is:
**Springer Nature Customer Service Center GmbH
Europaplatz 3, 69115 Heidelberg, Germany**

Printed by Libri Plureos GmbH
in Hamburg, Germany